Hochsensibilität

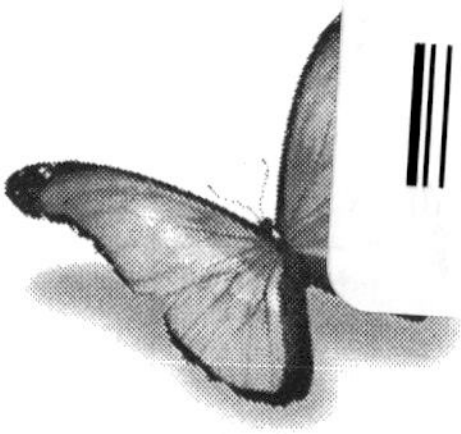

Für alle, die hochsensibel oder hochbegabt sind

Barbara Jäger

1. Auflage 2018

Barbara Jäger

https://great-books4you.com

1. Auflage 2018

ISBN: 978-1793016645

Inhalt

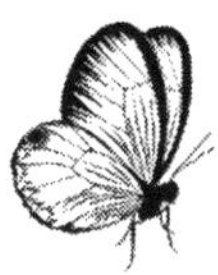

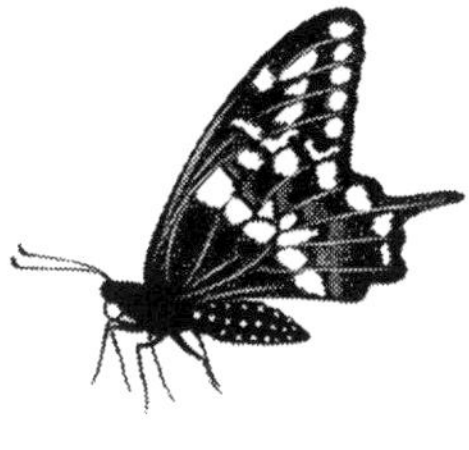

Vorwort

„Ich nehme wahr, was andere Menschen gar nicht erst bemerken.
Könnte manchmal versinken in meinem Gefühlsmeer, denn ich spüre viel mehr als andere.
Wenn ich Musik höre, sehe ich Farben.

Manchmal ist es wundervoll, hochsensibel zu sein. Manchmal ist es schwer, vor allem in meinem Berufsalltag oder im Umgang mit anderen, die mich nicht verstehen.

Meine Sensitivität ist ein Segen und ich bin stolz darauf. Aber in bestimmten Situationen bereitet mir meine Hochsensibilität Probleme - dann wünschte ich, ich wäre etwas weniger sensibel. Oder ich könnte besser damit umgehen.“

...Vielleicht kommt dir das, was du gerade gelesen hast, bekannt vor, dann geht es dir nämlich wie den meisten Hochsensiblen.
Vielleicht bist du erst auf Entdeckungsreise und möchtest mithilfe dieses Buches herausfinden, ob du eine Person bist, die sensitiv ist oder die von Synästhesie betroffen ist.
Was „Synästhesie“ bedeutet, um was es sich bei der Hochsensibilität genau handelt und vieles mehr erfährst du in meinem Buch. Mein Wunsch ist es,

dich persönlich zu begleiten auf deinem Weg, egal ob du erst noch herausfinden möchtest, ob du hochsensibel bist oder ob du es bereits weißt und nach Lösungen für deine individuellen Probleme suchst.
Vorab möchte ich sagen, dass du all deine Gefühle zulassen und annehmen darfst. Viele Menschen sind sich nicht bewusst über ihre Hochsensibilität oder verdrängen diese Tatsache sogar. Dafür gibt es aber keinen Grund. Die Hochsensibilität hat viele Facetten und jede ist auf ihre eigene Art wundervoll. Man kann ganz einfach lernen, damit umzugehen und Vorteile daraus zu ziehen.

Ich möchte mich dir kurz vorstellen:

Mein Name ist Barbara Jäger und ich bin eine hochsensible Frau und Synästhetikerin. Das habe ich längst herausgefunden und mit der Zeit gelernt, meine Begabung für mich zu nutzen sowie sämtliche schwierige Situationen, die sich durch meine Sensibilität ergaben, mit Leichtigkeit zu meistern.

Da ich selbst betroffen bin, kann ich dich sehr gut verstehen und weiß, wie es dir geht und mit welchen Problemen du dich immer wieder herumschlägst. Ich kenne aber auch die Sonnenseite der Hochsensibilität, die meiner Meinung nach eindeutig überwiegt! Es ist wundervoll, feinfühlig zu sein und viele Dinge zu spüren, die andere vielleicht nicht oder kaum wahrnehmen.

Bevor wir uns nun diesem spannenden Thema gemeinsam widmen, möchte ich mit dir eine

persönliche Geschichte teilen, nämlich die, wie ich meine Synästhesie entdeckt habe.
Schon als Kind hatte ich eine lebhafte Fantasie, meine Welt war sehr bunt, von selbst erfundenen Geschichten und kreativen Spielen geprägt. In der Schule hatte ich oft Probleme, mich zu konzentrieren und nach vorgegebenen Schemata zu arbeiten. Das machte ich aber mit meiner guten Leistung in kreativeren Fächern wie Kunst, Musik und Deutsch wieder gut.
Meine Eltern, die selbst Musiker sind, konnten mich bereits als Kleinkind begeistern, ein Instrument zu lernen. Ich liebte Musik und sah schon immer alle möglichen Bilder und Farben vor mir, wenn ich sie hörte. Nur war ich mir dessen nie bewusst. Mir war einfach nicht klar, dass das nicht jeder empfindet. Erst viel später setzte ich mich mit der Psychologie auseinander und fand heraus, dass ich hochsensibel bin. Die Farben zur Musik sehe ich immer noch. Sie entstehen von ganz allein, manchmal stärker und manchmal schwächer, je nachdem, wie sehr mich ein Lied berührt.
Dass ich von Synästhesie betroffen bin, was etwas sehr Schönes ist, wurde mir erst klar, als ich davon las.
Vielleicht wird es dir ähnlich ergehen wie mir damals, wenn du dieses Buch liest und dich selbst wieder erkennst!
Du bist völlig ok, genau so wie du bist. Nicht jeder Hochsensible gleicht dem anderen. Es gibt große Abweichungen unter hochsensiblen Menschen, so sind manche von Synästhesie betroffen und andere nicht, manche haben zum Beispiel eine Hochbegabung in einem bestimmten Fach und andere sind stattdessen emotional intelligent und so weiter.

Einleitung

In den vergangenen Jahrzehnten hat sich eine Gesellschaft etabliert, in der derjenige an der Spitze steht, der egoistisch genug ist und kaum auf seine Mitmenschen achtet. Mitgefühl und Sympathie werden stets vorgegaukelt und sind nur selten wirklich echt. Besonders im Berufsleben gilt diese Umgangsart mit anderen Menschen als Standard. Doch auch privat findet man immer häufiger oberflächliche Freundschaften, die vor allem deswegen entstanden sind, weil sich jeder etwas davon versprochen hat. Inmitten dieser kalten und scheinbar herzlosen Gesellschaft finden sich jedoch Menschen wieder, die exakt das Gegenteil sind. Sie sind äußerst gefühlvoll, achten auf das Wohlbefinden ihrer Mitmenschen und vergessen sich darüber hinaus selbst. Leid können diese Menschen nur schwer ertragen und versuchen somit überall zu helfen, wo sie nur können. Sie hören zu, wissen Rat und werden als warmherzige Menschen wertgeschätzt. Über diese Menschen ist jedoch grundsätzlich sehr wenig bekannt, denn sie sind oftmals sehr verschwiegen, wenn es um sie selbst geht. Was sich nach einer Gruppe Superhelden anhört, sind in Wahrheit hochsensible Personen. Menschen, deren Wahrnehmung intensiver ist als dies normalerweise üblich ist. Sie spüren mehr, scheinen über einen sechsten Sinn zu verfügen, vielleicht sogar über einen siebten und einen achten. Sie unterscheiden sich von anderen und wissen häufig gar nichts davon. Stattdessen fühlen sie sich falsch, fehl am Platz, anormal. Denn sie wachsen in einer Gesellschaft auf, die es nicht gerne sieht, wenn jemand sensibel ist. Nur wer seine Ellbogen einsetzt und in erster Linie an sich selbst denkt, wird erfolgreich. Doch Erfolg kann man nicht nur im Beruf erlangen und dafür kämpfen muss man auch nicht unbedingt. Hochsensible suchen lieber nach einer Hintertür und nehmen einen Umweg ohne viel Konkurrenz, um zum Ziel zu kommen.

Dieses Buch klärt dich über die wichtigsten Eigenschaften hochsensibler Personen auf. Es ist ein Ratgeber für alle, die sich mit dem Thema näher beschäftigen wollen. Ganz gleich, ob du selbst hochsensibel bist, einen hochsensiblen Partner oder Kollegen hast oder ein Familienmitglied hochsensibel ist. Zu wissen, was es bedeutet, die Welt intensiv wahrzunehmen, hilft dir dabei zu verstehen, wie anders diese Welt aussieht, wenn sie durch andere Augen betrachtet wird. Als Hochsensibler lernst du, wie du mit deiner Hochsensibilität umgehen kannst, um seltener ausgegrenzt zu werden und dich wohlzufühlen. Als Normalsensibler werden dir die Augen für das geöffnet, was du selbst vielleicht gar nicht wahrnimmst. Zwar lässt sich die Hochsensibilität weder an- noch abtrainieren, doch zu wissen, was es damit auf sich hat, gibt dir die Chance, einmal bewusst zu beobachten, was du siehst und es zu vergleichen mit dem, was ein Hochsensibler oder ein Normalsensibler sieht. Es ist nicht dasselbe, darüber solltest du dir schon jetzt im Klaren sein.

Ich stehe für die Gleichberechtigung von Mann und Frau. Dennoch verzichte ich in diesem Buch darauf, alle Geschlechter zu nennen und vereinfache damit die Lesbarkeit. Wenn von einem Hochsensiblen, Normalsensiblen oder anderen Personen die Rede ist, sind selbstverständlich alle Geschlechter gemeint.

Hochsensibilität und Medizin

Hochsensibilität ist weder eine Krankheit, noch eine Fähigkeit, die erlernt werden kann. Es gibt keine "Heilmethode". Vielmehr handelt es sich um ein Persönlichkeitsmerkmal, welches sich durch eine intensivere Wahrnehmung der eigenen Umgebung und verschiedenster Reize bemerkbar macht. Es geht nicht darum, diese Reize zu ignorieren und zu lernen, wie ein Normalsensibler zu reagieren, sondern darum, mit der großen Menge an Reizen zurechtzukommen. Allen Hochsensiblen ist gemein, dass sie von denselben Reizen schneller erschöpft sind als Normalsensible. Das bedeutet nicht, dass sie diese Reize meiden, sondern vielmehr, dass sie sich früher als andere davon entfernen. Hochsensible gehören zu den ersten, die eine Party verlassen, nach einem normalen Arbeitstag müde werden oder sich die Ohren zuhalten, wenn es mal lauter wird. Bei einigen Reizen können auch Normalsensible diese Reaktion nachvollziehen. Früher oder später wird jedem ein lautes Geräusch zu laut. Wenn sich ein Normalsensibler dann die Ohren zuhält, hat ein Hochsensibler den Ort des Geschehens bereits verlassen. Die Schwelle des Erträglichen ist deutlich niedriger (vgl. Sand, 2016, S. 17 f.). Zwar gibt es für einzelne Reize sehr wohl Hilfsmittel, ja sogar Medikamente, um sie ein wenig zu dämpfen, doch die Hochsensibilität selbst lässt sich nicht therapieren, denn wie gesagt, ist sie schließlich auch keine Erkrankung. Dies kann auch nicht im Interesse aller liegen, denn die intensive Wahrnehmung von Reizen hat besonders im zwischenmenschlichen Bereich große Vorteile. Manche Hochsensible sind wahre Meister darin, sich in andere einzufühlen und die Handlungen und Gefühle anderer Personen zu verstehen. Eine Eigenschaft, die heute mehr denn je geschätzt wird und welche von Personen in bestimmten Berufsgruppen sogar vorausgesetzt wird. Dennoch gibt es etliche hochsensible Personen, die zu Medikamenten greifen, um den Alltag oder einzelne Situationen besser meistern zu können. Häufig handelt es sich dabei um natürliche Präparate und homöopathische Arzneimittel, welche bei der richtigen Anwendung auf Hochsensible meist eine positive Wirkung haben. Andere Medikamente können bei hochsensiblen Personen hingegen häufig (starke) Nebenwirkungen auslösen und sollten nicht so hoch dosiert werden, wie normalerweise üblich. Das Medikament wirkt bereits in geringerer Dosis sehr gut, da auch dieser Reiz vom Körper intensiver wahrgenommen wird.

Etwas anders verhält es sich bei Schmerzmitteln. Viele Hochsensible berichten davon, dass sie eine schmerzstillende Wirkung erst nach längerer Zeit als eigentlich üblich erfahren und häufig eine höhere Dosis einnehmen müssen, als normalerweise notwendig wäre. Dieses Phänomen ist darauf zurückzuführen, dass selbstverständlich auch Schmerzen stärker wahrgenommen werden. Da das Schmerzempfinden bei Menschen grundsätzlich unterschiedlich ausgeprägt ist und sich im Laufe der persönlichen Entwicklung verändert, wird diesem Punkt oftmals nur von Hochsensiblen besondere Beachtung geschenkt. Tatsächlich berichten sie davon, dass sie kleinste Verletzungen deutlich spüren und selbst geringe Schmerzen nicht aus ihrer aktiven Wahrnehmung verdrängen können (vgl. Böttcher u.a. 2018, S. 154 f.). Auch dies lässt sich auf die intensive Wahrnehmung und den durchlässigen Reizfilter zurückführen. Eine Verletzung ist für den Körper immer eine negative Erfahrung und bleibt so lange im Vordergrund, bis sich die betroffene Person darum gekümmert hat und der Heilungsprozess abgeschlossen ist. Trotz dieser Besonderheiten im Empfinden und der Reaktion auf Medikamente ist vielen Medizinern der Begriff der Hochsensibilität (noch) nicht bekannt. Dies liegt zum einen daran, dass es nur wenige abgeschlossene Untersuchungen zu diesem Thema gibt und zum anderen, dass diese erst aus jüngster Vergangenheit stammen. Dabei wäre es besonders in der Medizin sinnvoll, wenn auf die veränderte Wahrnehmung von Hochsensiblen Rücksicht genommen werden würde. Unangenehme Nebenwirkungen machen es für Patienten immer schwieriger, ein Medikament tatsächlich einzunehmen. Da sich diese Nebenwirkungen jedoch bessern können, wenn das Medikament in geringerer Dosis eingenommen wird, welche gleichzeitig bereits ausreichende Wirkung zeigt, könnten vielen Hochsensiblen diese negativen Erfahrungen erspart bleiben (vgl. Böttcher u.a. 2018, S. 211). Häufig führt dieses Missverständnis zwischen einem hochsensiblen Patienten und seinem Arzt dazu, dass der Hochsensible sich einem Facharzt für Naturheilkunde anvertraut und auf diesem Weg nach Linderung der Symptome und Besserung der Situation sucht. Je nach Erkrankung zeigen natürliche Arzneimittel bei Hochsensiblen eine schnelle und zufriedenstellende Besserung.

Hochsensibilität und Forschung

Die Wissenschaft zur Hochsensibilität ist noch vergleichsweise jung. Erste Untersuchungen und Ergebnisse, die heute auf diese erhöhte Sensibilität zurückzuführen sind, stammen von Iwan Pawlow und wurden Anfang des 20. Jahrhunderts durchgeführt. Der russische Mediziner und Psychologe führte damals einige Belastungstests durch und stellte fest, dass etwa 15 bis 20 Prozent der Teilnehmer deutlich weniger belastbar waren als die übrigen Teilnehmer. Diese Werte überstiegen die der üblichen Normalverteilung und waren damit auffällig. Tatsächlich erklären konnte sich Pawlow diese Abweichung jedoch nicht. 1945 veröffentlichte Eduard Schweingruber, ein Schweizer Psychiater und Theologe, sein Werk "Der sensible Mensch", in welchem er die Merkmale der Hochsensibilität beschrieb. Auf großes Gehör stieß jedoch auch er nicht, denn Hochsensibilität ist weder eine Gabe, die erlernt werden kann, noch eine Krankheit und war damit weder für Ärzte noch für Psychologen, Verhaltenstherapeuten, Eltern oder Erzieher von großer Bedeutung (vgl. Böttcher u.a. 2018, S. 326). Erst 50 Jahre später betrat die Amerikanerin Elaine Aron das Feld und betreibt bis heute intensive Studien zum Thema Hochsensibilität. Unter anderem fand sie heraus, dass das Gehirn einer hochsensiblen Person tatsächlich anders auf verschiedene optische Reize reagiert. Einzelne Areale des Gehirns sind bei

Hochsensiblen stärker aktiv als bei Normalsensiblen. Damit konnte sie erstmals nachweisen, dass Hochsensibilität tatsächlich organische Veränderungen mit sich bringt. Bis zu diesem Zeitpunkt wurde die erhöhte Sensibilität und die Forschung hierzu von den meisten Menschen belächelt und galt als Versuch, sensible Menschen in Schutz zu nehmen (vgl. Schirrmacher, 2016, S. 11). Bis heute wird das Thema der Hochsensibilität jedoch von etlichen Personen belächelt. Auch von Hochsensiblen selbst. Die meisten von ihnen wollen nicht in eine Schublade gesteckt werden und äußern sich zum Thema Hochsensibilität darum gar nicht oder nur sehr kritisch. Ähnlich wie bei ADHS, Hochbegabung oder Depressionen gibt es bereits ein vorgefertigtes Bild von Hochsensiblen, das meist einen Menschen beschreibt, der außergewöhnlich empfindlich ist. Besonders hochsensible Männer werden oft als Weichei oder Mimose hingestellt. Dass sie mit ihrer Hochsensibilität nicht offen umgehen und sich weigern, diese "Diagnose" anzunehmen, ist da nicht verwunderlich. In der heutigen Zeit hat das Wort "Sensibilität" einen eher negativen Charakter und wer nicht bloß sensibel, sondern sogar hochsensibel ist, muss oftmals einiges über sich ergehen lassen. Dass es sich hierbei eben nicht um eine Angewohnheit handelt, die man abstellen kann, sondern um eine wissenschaftlich nachweisbare veränderte Verarbeitung von Reizen, ist leider beim Großteil der Gesellschaft noch nicht angekommen. Dabei ist es genau diese Sinneswahrnehmung, die dem Menschen - und übrigens auch den Tieren, die ebenfalls hochsensible Artgenossen hervorbringen - das Überleben gesichert hat. Besonders in der

Entwicklung der Menschheit haben sich Hochsensible durch ihre intensive Wahrnehmung hervorgetan: Ihnen fiel als erstes auf, dass Gefahr drohte, sie schlugen instinktiv den richtigen Weg ein und vermieden das Essen giftiger Pflanzen, die leicht mit essbaren verwechselt werden konnten. Hochsensibilität hatte damals einen hohen Wert, ist in der heutigen Zeit jedoch weit weniger gefragt.

Unser Essen stammt aus dem Supermarkt und muss nicht mehr gejagt werden und auch Bären oder Tiger stellen für uns keine große Gefahr mehr dar. Stattdessen leben wir in einer lauten und schnellen Welt, in der die Nachrichten von heute Morgen fast schon so alt zu sein scheinen, wie die von letztem Jahr. In Städten herrscht nicht nur reger Betrieb, es hängt auch immer häufiger eine Dunstglocke darüber, die ein Verbot für Autos erforderlich macht. Nachts ist es nicht dunkel, denn überall werden Schaufenster beleuchtet und Laternen erhellen die Straßen. Die Eindrücke, die ein Mensch heute wahrnimmt, haben sich vervielfacht. Für Hochsensible stellt diese Tatsache mitunter ein großes Problem dar. Lösen lässt es sich nur, indem jeder für sich seine ganz eigene Strategie findet, um sich in dieser schnelllebigen Welt zurechtzufinden.

Dennoch werden einige Eigenschaften von Hochsensiblen auch heute noch herbeigesehnt. Empathie und die Fähigkeit, selbst kleinste Veränderungen wahrzunehmen, werden vor allem auf der zwischenmenschlichen Ebene geschätzt.

Kreativität und Harmoniebedürfnis sorgen dafür, dass es in erster Linie hochsensible Personen sind, die das Umfeld gestalten und formen, gerecht handeln und sich für Schwächere einsetzen. Im Umgang mit anderen Personen sind sie talentiert, stoßen jedoch an ihre Grenzen, wenn dieser

Umgang sie zu sehr fordert. Wer als hochsensibler Mensch nicht gelernt hat, Geschehnisse nicht zu nah an sich ranzulassen, kann sich von seinem Umfeld schnell erdrückt fühlen. Dann werden die Probleme der Freunde zu eigenen Problemen, die man zwar nicht selbst hat, aber sehr wohl im gleichen Maße darunter leidet und versucht, sie zu lösen. Nicht selten gehen hochsensible Personen daran zu Grunde, weil sie sich die Dinge zu sehr zu Herzen nehmen und überlegen, wie sie die Probleme der Welt lösen können. Und das, obwohl sie genau wissen, dass sie das gar nicht alleine können. Viele von ihnen schließen sich darum Menschen an, die dasselbe Ziel verfolgen. Hochsensible sind deswegen oft in ehrenamtlichen Organisationen tätig und packen kräftig mit an. Auch beruflich versuchen sie dort unterzukommen, wo sie mit ihrer Arbeit etwas Gutes tun können.
Und dennoch gleicht kein Hochsensibler in seiner Überempfindlichkeit und seinem Umgang damit dem anderen. Sie alle haben ihre ganz eigenen Strategien und Vorlieben, um mit ihrer Hochsensibilität in dieser Welt zurechtzukommen.

Kapitel 1: Was ist Hochsensibilität?

Hochsensibilität zu erklären ist nicht ganz einfach. Im Grunde handelt es sich dabei um eine intensive

Wahrnehmung, die aber nicht bei jeder hochsensiblen Person gleich ausfällt. Wer nicht hochsensibel ist, kann sich darum auch nur schwer ein Bild davon machen, worum es sich genau handelt und was das Leben mit der Hochsensibilität manchmal erschwert und in anderen Situationen erleichtert. Hochsensible Menschen reagieren also empfindlicher als andere Menschen auf Reize und sie verarbeiten diese Reize auch deutlich intensiver. Hierunter fallen sowohl äußere Reize wie zum Beispiel Gerüche oder Lärm als auch innere Reize wie beispielsweise Stimmungen oder die Emotionen anderer Menschen. Hochsensible Menschen können somit oft wesentlich mehr Informationen aufnehmen, sind aber auch deutlich schneller von dieser Reiz- und Informationsflut überlastet.

Stell dir vor, du sitzt im Büro und konzentrierst dich auf eine E-Mail, die du schreiben möchtest. Das Telefon eines Kollegen zwei Schreibtische weiter klingelt, er hebt ab und telefoniert. Die Kollegin am Schreibtisch neben dir unterhält sich mit einem Kunden und zeigt ihm einige Unterlagen. Hinter dir brummt zum zehnten Mal die Kaffeemaschine und zwei weitere Kollegen unterhalten sich über das vergangene Wochenende. Der Chef kommt herein und führt seine beiden kleinen Kinder durch das Büro. Für dich ist lediglich deine E-Mail wichtig, alle anderen Geräusche, Gerüche und Eindrücke kannst du darum ignorieren. Ein Normalsensibler hat damit selten Probleme. Auch ihn können diese Dinge stören. Wenn die Kinder des Chefs zum Beispiel besonders laut sind oder er selbst gerne einen Kaffee trinken möchte und den Duft in die Nase bekommt. Aber grundsätzlich ist es kein großes Problem, in einem solchen Büro in dieser

Atmosphäre zu arbeiten. Ein Hochsensibler hingegen nimmt all diese Reize wahr und muss die Kollegin, die sich um den Kunden kümmert, ebenso ausblenden wie den Kollegen, der telefoniert. Obwohl nur die E-Mail wichtig ist, sind die äußeren Reize dennoch vorhanden und werden somit wahrgenommen. Ein automatisches System, das erkennt, welche Reize wichtig sind und welche nicht, gibt es zwar im hochsensiblen Gehirn, es arbeitet aber anders. Dieses System stuft deutlich mehr Reize als wichtig ein und leitet sie weiter, nämlich dorthin, wo der Hochsensible selbst aktiv entscheiden muss, ob der Reiz tatsächlich wichtig ist (vgl. Hensel, 2018, S. 31 f.). Ist das klingelnde Telefon meins? Spricht der Kollege mit mir?

Wieso laufen hier Kinder im Büro umher? Stammt der Kaffeeduft aus meiner Tasse? Und während das Gehirn damit beschäftigt ist, diese Reize aktiv zu verarbeiten und einzuordnen, musst du noch immer diese E-Mail schreiben. Natürlich möglichst fehlerfrei.

So kannst du dir die Wahrnehmung einer hochsensiblen Person vorstellen. Und sicherlich fällt dir auf, dass das ganz schön anstrengend sein muss. Immerhin geht es den ganzen Tag so. Das Gehirn arbeitet immer auf diese Weise. Ob im Büro, in der Straßenbahn, auf einem Spaziergang durch den Wald oder zu Hause beim Abwasch. Jeder eintreffende Reiz, der nicht automatisch als unwichtig eingestuft wird, muss manuell eingeordnet werden.

Diese Einordnung der Reize stellt an sich für Hochsensible kein Problem dar, denn immerhin kennen sie nur diese eine Art der Wahrnehmung und haben gelernt, damit umzugehen. Zumindest irgendwie. Viel problematischer ist jedoch das äußere Umfeld, in dem sie sich bewegen. Ein hektisches und geschäftiges Büro bietet viele Reize und kann hochsensible Personen, auch HSP genannt, schnell überfordern. Eine ruhige Ecke in der Bibliothek hingegen bietet wenige Reize und stellt darum keine große Herausforderung dar. Dies ist die Grundlage für einen entscheidenden Punkt, der auf einen Großteil aller Hochsensiblen zutrifft: Sie mögen es ruhig. Nicht immer und auch nicht alle, aber doch zu einem großen Teil. Etwa 70 Prozent aller Hochsensiblen sind introvertiert, konzentrieren sich also in erster Linie auf sich selbst und halten sich in Gruppen eher zurück. Die übrigen 30 Prozent sind entsprechend extrovertiert und mögen es laut und schrill. Auf den ersten Blick scheint sich dies zu widersprechen. Tatsächlich schließen sich diese beiden Persönlichkeitsmerkmale jedoch nicht aus. Wer hochsensibel ist, benötigt mehr Erholungsphasen und bevorzugt weniger Reize als ein Normalsensibler. Extrovertierte Menschen, ganz gleich ob hochsensibel oder nicht, suchen gezielt nach kleinen oder größeren Abenteuern und dem Kontakt zu anderen Personen. Wer hochsensibel und extrovertiert ist, hält sich mit dieser Suche etwas zurück, tritt nicht so häufig in den Vordergrund und benötigt mehr und längere Ruhephasen als Normalsensible. Dennoch liebt er diese Extraversion und bringt sie mit der Hochsensibilität gut unter einen Hut (vgl. Sand, 2016, S. 17 f.).

Es gibt unterschiedliche Bereiche der Hochsensibilität. Nicht jeder Hochsensible ist in gleichem Maße hochsensibel, vielmehr gibt es hier so große Unterschiede, dass sich einzelne hochsensible Personen stärker nicht voneinander unterscheiden könnten. Ähnlich wie bei einer Hochbegabung kann sich auch die Überempfindlichkeit in vielen verschiedenen Bereichen zeigen und in anderen schwächer ausgeprägt sein.

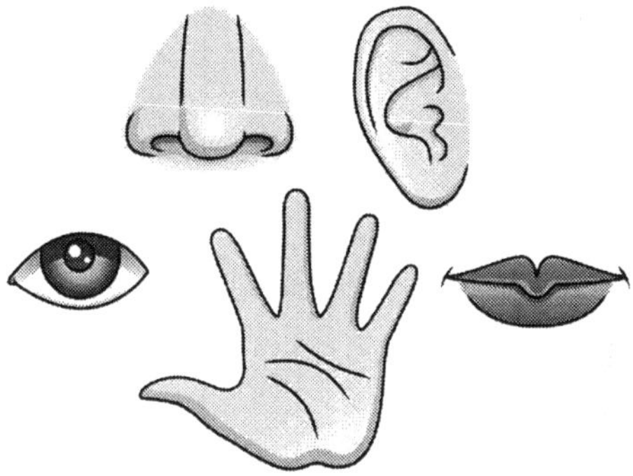

Hören & Sprechen

Menschen, deren Hochsensibilität sich auf die Akustik bezieht, haben in der Regel ein sehr gutes Gehör, welches oftmals sogar einer jüngeren Altersgruppe entspricht. Sie können leise Geräusche noch deutlicher wahrnehmen und zuordnen, sind häufig musikalisch und auch sprachbegabt. Auf der anderen Seite sind es vor allem laute und gleichbleibende Töne und Geräusche, die sich besonders negativ auf sie auswirken können. Geräuschempfindlichkeit sowie Probleme mit dem Gleichgewicht und Tinnitus sind bei Hochsensiblen in diesem Bereich keine Seltenheit.

Sehen

Visuell hochsensible Personen haben einen unbändigen Drang zur Ästhetik. Sie mögen Farben und Farbharmonien, haben einen Sinn für Formen und Figuren und besitzen meist ein intuitives Kunstverständnis. Sie sind jedoch auch sehr empfindlich gegenüber Licht und schnell wechselnden Bildern, wie sie beispielsweise bei Filmen oder in hektischen Alltagssituationen vorkommen können.

Fühlen, Berühren & Tasten

Hochsensible, deren Tast- und Berührungssinn besonders ausgebildet ist, können deutliche Abstufungen einzelner Berührungsimpulse erkennen. Sie benennen schnell, womit sie berührt werden oder was sie anfassen und legen Wert auf einen angenehmen Impuls. Sie können auch einzelne Organe wahrnehmen und Bewegungen in ihrem Körper klar erfühlen. Kratzige und enge oder unbequeme Kleidung mögen Hochsensible mit diesem Schwerpunkt überhaupt nicht. Auch Etiketten in Kleidungsstücken schneiden sie ab, wenn diese kratzen oder kitzeln. Sie sind temperaturanfällig und mögen weder zu warmes noch zu kaltes Wetter.

Riechen & Schmecken

Auch beim Geruchs- und Geschmackssinn kann man hochsensible Ausprägungen finden. Die Betroffenen haben ein sehr gutes Verständnis von Düften und Essen und können einzelne

Komponenten und Zutaten ausgezeichnet mit anderen verbinden. Sie wissen instinktiv, welche Gerüche und Geschmäcker sich auch gemeinsam noch gut riechen oder schmecken lassen. Als logische Konsequenz sind derart Hochsensible gegenüber unstimmigen Gerüchen und Geschmäckern sehr empfindlich. Verdorbene Lebensmittel erkennen sie, noch bevor Normalsensiblen bewusst ist, dass diese nicht mehr genießbar sind. Gegen schädliche Düfte sind sie regelrecht allergisch und reagieren besonders empfindlich, halten mitunter sogar die Luft an, bis die Quelle des Geruchs beseitigt ist.

Körperliche Bewegungen

Für einige Hochsensible sind die Wahrnehmungen der körperlichen Bewegung besonders deutlich. Sie haben einen sehr guten Orientierungs- und Gleichgewichtssinn und ein exzellentes räumliches Vorstellungsvermögen. Außerdem erkennen sie Krankheiten schon im frühsten Stadium und handeln entsprechend schnell, um nicht weiter zu erkranken. Dies führt allerdings zu einem Hypochonder-Dasein, der jede Kleinigkeit sofort behandelt oder gar vom Arzt einschätzen lässt. Schmerzempfindlichkeit und Allergien sind bei Hochsensiblen keine Seltenheit.

Zwischenmenschliche Beziehungen

Hochsensible, die eine zwischenmenschliche Begabung haben, erkennen die Stimmungen anderer Personen sehr schnell an ihrer Körperhaltung und Mimik, aber auch am Tonfall oder leichten Veränderungen im Gesamtbild. Sie

können sich gut in andere einfühlen, zuhören und eine starke Schulter zum Anlehnen bieten. Dieses Einfühlungsvermögen ist es jedoch auch, welches sie stark belasten kann, sofern sie es nicht schaffen, ihr eigenes Empfinden davon abzugrenzen. Häufig leiden sie unter dem Schmerz anderer und lassen sich durch deren Stimmung zur selben Stimmung hinreißen (vgl. Hensel, 2018, S. 66 f.).
Manche Hochsensible erleben ihre Hochsensibilität lediglich in einem dieser sechs Bereiche, andere in mehreren. Ganz gleich, wie viele und welche Bereiche es letztlich sind, die Empfindsamkeit liegt deutlich über der eines Normalsensiblen. Genau diese unterschiedlichen Einstufungen und Ausprägungen machen es so schwierig, Hochsensibilität nachzuvollziehen und als Normalsensibler zu verstehen, worum es sich dabei handelt und warum hochsensible Menschen manchmal so empfindlich sind.

Kapitel 2: Bist du hochsensibel?

TEST: Wie du herausfindest, ob du hochsensibel bist

Für dich stellt sich nun vermutlich die Frage, ob du selbst hochsensibel bist oder vielleicht jemanden kennst, der hochsensibel sein könnte. Wie kann man das herausfinden? Es gibt natürlich die Möglichkeit, mit einem Psychologen zu sprechen und auf diesem Wege eine Einschätzung zu erhalten. Da die Hochsensibilität jedoch so komplex und neu ist und sie sich noch dazu bei jeder Person anders äußert, gibt es hierzu derzeit nur wenige Verfahren, um wirklich sicher sein zu können. Ein Psychologe kann dir aber sehr gut dabei helfen, mit der Hochsensibilität besser zurechtzukommen. Solltest du dich nur schwer damit zurechtfinden, hochsensibel zu sein oder allgemeine Probleme haben, die auf eine psychische Instabilität zurückzuführen sind, ist ein Spezialist immer eine gute Anlaufstelle. Es steht dir jedoch auch die Option zur Verfügung, einige Fragen zu beantworten und damit zu ermitteln, wie wahrscheinlich eine Hochsensibilität bei dir vorliegt. Hierbei musst du dir jedoch bewusst machen, dass dieser Test keine eindeutige Antwort liefern kann, da deine Reaktion auf einzelne Fragen sehr von deinem aktuellen Empfinden abhängt. Auch im Internet kannst du derartige Testfragen beantworten. Am bekanntesten ist der Test der Psychologin Elaine Aron. Die Testfragen in diesem Buch richten sich nach ihren Fragen. Es empfiehlt sich, wenn du den unten stehenden Test an einem guten Tag in einer ruhigen Phase absolvierst. Es kann auch sinnvoll sein, wenn du ihn einige Tage später wiederholst. Außerdem ist das Ergebnis der Testfragen leider nicht eindeutig, da das Empfinden jedes Menschen unterschiedlich ist und eine tatsächliche Hochsensibilität eben nicht ausschließlich darüber ermittelt werden kann. Da es sich bei der Hochsensibilität aber weder um eine Krankheit, noch um antrainiertes Verhalten oder

Empfinden handelt, kann dir bereits das Wissen über eine mögliche Hochsensibilität helfen, mit dieser besser zurechtzukommen. Behalte dies im Hinterkopf, um nicht zu voreilig zu handeln oder das Ergebnis des Tests als zu wegweisend zu betrachten. **Die folgenden 27 Fragen solltest du nun so ehrlich wie möglich mit Ja oder Nein beantworten. Stimmst du nur zum Teil zu, so gilt dies ebenfalls als Ja.**

1. Starke Sinneseindrücke können mich überwältigen.
2. Die Stimmungen anderer Menschen wirken sich auf meine Stimmung aus.
3. Details in meiner Umgebung nehme ich schnell wahr.
4. Körperlicher Schmerz löst bei mir heftigere Reaktionen aus als bei anderen.
5. Alkohol und Koffein vertrage ich nur in Maßen.
6. An stressigen Tagen habe ich das Verlangen, mich zurückzuziehen und allein zu sein.
7. Laute Geräusche und grelles Licht überwältigen mich schnell.
8. Musik und Kunst lösen bei mir starke Gefühle aus.
9. Ich bin sehr gewissenhaft.
10. Mein Innenleben ist ausgesprochen komplex und vielschichtig.
11. Hin und wieder habe ich das unbändige Verlangen, allein zu sein.
12. Ich bin sehr schreckhaft.
13. Wenn ich viele Dinge in kurzer Zeit erledigen muss, liegen bei mir die Nerven schnell blank.

14. Fühlen sich Personen in meiner Umgebung unwohl, erkenne ich das meist früher als andere.
15. Es ärgert mich, wenn von mir zu viele Dinge gleichzeitig verlangt werden.
16. Ich bemühe mich sehr, keine Fehler zu machen.
17. Ist es um mich herum hektisch, werde ich nervös und fühle mich unbehaglich.
18. Streit mag ich überhaupt nicht.
19. Gewaltszenen in Filmen kann ich nur schwer ertragen.
20. Ich habe einen ausgeprägten Gerechtigkeitssinn.
21. Ich bin perfektionistisch.
22. Hunger löst bei mir große Konzentrationsstörungen und schlechte Laune aus.

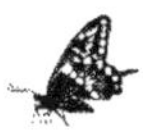

23. Es macht mich nervös, wenn mir jemand über die Schulter schaut.
24. Ich mag es nicht, mit anderen in Konkurrenz zu treten.
25. Ich richte meinen Alltag so ein, dass ich unliebsame Situationen vermeiden kann.
26. Mit großen Veränderungen in meinem Leben, egal ob positiv oder negativ, komme ich nur schwer zurecht.
27. Als Kind wurde ich von Erwachsenen meist als schüchtern oder sensibel bezeichnet.

Hast du **mehr als 14 Fragen** mit Ja beantwortet, könntest du hochsensibel sein und gehörst damit zu den 15 bis 20 Prozent, die sich durch eine intensive Wahrnehmung auszeichnen. Wenn nicht, ist das auch nicht schlimm. Dieses Buch bietet für jeden eine Hilfestellung, der sich mit dem Gedanken der

Hochsensibilität anfreunden kann oder tiefgehender auseinandersetzen möchte.

Woran man Hochsensible noch erkennt

Ganz gleich, zu welchem Ergebnis du nach dem oben stehenden Test gelangt bist, es gibt drei Kriterien, die in jedem Fall erfüllt sein müssen, damit du dich als hochsensible Person bezeichnen darfst.

1. **Deine Reizschwelle ist deutlich niedriger als die Normalsensibler.**

Im Gegensatz zu anderen stören dich beispielsweise laute Geräusche teilweise so sehr, dass du dir die Ohren zuhältst, den Standort wechselst, die Quelle des Geräuschs beseitigst oder gar körperliche Schmerzen empfindest. Auch grelles Licht kann bei dir für so viel Unbehagen sorgen, dass du nicht nur die Augen schließt, sondern auch deine Hände davor hältst, um noch weniger davon wahrzunehmen. Gerüche und Geschmäcker, die du gar nicht magst, lösen bei dir den Drang aus, die Luft anzuhalten oder sorgen mitunter für Übelkeit. Reize jeglicher Art, die andere lediglich als unangenehm bezeichnen, haben auf dich so große Auswirkungen, dass du etwas gegen sie unternimmst und das bereits in einem Stadium, in welchem sich Normalsensible noch nicht daran stören (vgl. Göckel, 2011, S.25 f.)

2. **Du bist leicht zu erregen.**

Egal was es ist, du bist schnell wütend und kannst dich auch über vermeintlich kleine Dinge ärgern. Das passiert dir auch vergleichsweise häufig. Ob du nun aus purer Vergesslichkeit noch ein zweites Mal in deine Wohnung zurück musst, dein Partner vergessen hat, den Müll rauszubringen oder du im Stau stehst. Worüber sich andere vielleicht nur kurz ein wenig ärgern, kannst du dich stunden- vielleicht sogar tagelang aufregen und findest dich dabei selbst manchmal ziemlich albern (vgl. Göckel, 2011, S. 45 f.). Du überlegst dir, wie du die Situation hättest vermeiden können und was du beim nächsten Mal besser machen kannst.

3. **Ästhetik ist für dich mehr als Oberflächlichkeit.**

Für dich spielt die Ästhetik eine unglaublich große Rolle. Schöne Formen und Farbharmonien lösen in dir ebenso ein Glücksgefühl aus wie sanfte Bewegungen oder besonders harmonische Melodien. Du kannst Schönes lange betrachten und genießen und legst Wert darauf, dass sich viele ästhetische Dinge in deiner Umgebung befinden (vgl. Göckel, 2011, S. 53 f.). Aus diesem Grund wirkt die Natur auf dich in besonderem Maße und berührt und beruhigt dich gleichermaßen. Auf der anderen Seite kannst du dich an weniger harmonischen Farben, Formen, Gerüchen oder Tönen sehr stören und vermeidest ihre Gegenwart. Hässliches und Schönes wirken sich stark auf dein Wohlbefinden aus und fördern ebenso Glücksgefühle wie auch Unbehagen.

Diese drei Gegebenheiten müssen bei der Hochsensibilität vorliegen, wobei deren Ausprägung wiederum von der hier geschilderten abweichen kann. Dich berühren Klänge möglicherweise deutlich mehr als Farben. Ungerechtigkeit, egal in welchem Ausmaß, bringt dich stärker in Rage als das wiederholte Auftreten desselben Fehlers. Dennoch ist sowohl eine niedrige Reizschwelle, leichte Erregbarkeit und eine starke ästhetische Sensibilität für eine tatsächliche Hochsensibilität nach aktueller Definition unerlässlich (vgl. Böttcher u.a. 2018, S. 27 f.).

Leitfaden für Hochsensible

Hast du festgestellt, dass du tatsächlich zu den hochsensiblen Persönlichkeiten gehörst, solltest du nun tief einatmen, ein Glücksgefühl wahrnehmen, es für einen Moment genießen und wieder ausatmen. Hochsensibel zu sein ist etwas Wundervolles. Du kannst wahrnehmen, was vielen anderen Menschen verborgen bleibt. Aus Erfahrung weißt du, dass das nicht immer schön ist, aber du weißt auch, wie sehr du die kleinen und unscheinbaren Dinge des Lebens genießen kannst. Wie glücklich macht es dich, ein schönes Kunstwerk zu betrachten? Wie sehr genießt du eine besonders gelungene Melodie? Wie gerne betrachtest du die Gleichmäßigkeit der Natur? Hochsensibilität ist nichts, wofür du dich schämen musst. Aber vielleicht brauchst du ein wenig Hilfe, um damit zurechtzukommen. Das ist keine Schande und dieses Buch wird dir dabei helfen. Fürs Erste solltest du jedoch damit beginnen, dich an den Gedanken zu gewöhnen, zu etwa einem Viertel der Bevölkerung zu gehören, welches besonders feinfühlig ist. Für das Wohlbefinden mit der Hochsensibilität ist dieser positive Gedanke von großer Wichtigkeit. Du musst zunächst akzeptieren, dass du hochsensibel bist. Denke an all die Situationen, in denen du dich anders verhalten hast als dein Umfeld. Fast immer dürfte deine Hochsensibilität der Grund dafür gewesen sein. Vielen Hochsensiblen hilft es, die Ursache für ihr

Verhalten zu kennen. Meist wurden sie nämlich schief angesehen, belächelt oder gar zu einem Verhalten gezwungen, welches ihnen fremder nicht hätte sein können. Auch wenn diese Situationen gerade für Hochsensible sehr verletzend sein können, so ist es immer gut zu wissen, warum du dich so verhalten und deine Reaktion als richtig empfunden hast. Es gilt im ersten Schritt auch darum, dass du in deine Vergangenheit schaust und daraus erste Schlüsse ziehst, die mit der Hochsensibilität zusammenhängen. Es kann für dich und dein Umfeld ein wahrer Augenöffner sein, wenn du dein Verhalten plötzlich erklären kannst. Sei hierbei aber vorsichtig, mit wem du deine neue Erkenntnis teilst. Das Thema der Hochsensibilität ist nach wie vor nicht sehr bekannt. Neues wird meist skeptisch betrachtet und bedarf gegenüber anderen häufig einer genaueren Erklärung. Bevor du also mit der Tür ins Haus fällst, solltest du dir gut überlegen, wie du deine Überempfindlichkeit verständlich erklären kannst und vor allem wem du davon erzählst.

An die Zukunft denken

Es mag dich überraschen, aber der zweite Schritt im Annehmen der Hochsensibilität sollte sein, an die Zukunft zu denken. Bisher hast du ein hochsensibles Leben geführt, ohne zu wissen, dass du hochsensibel bist. Im Prinzip kannst du dieses Leben weiterführen, wie all jene hochsensiblen Personen, die bis zu ihrem Tod von ihrer Hochsensibilität nichts wussten. Du aber hast nun den entscheidenden Vorteil, davon zu wissen. Sieh dir dein bisheriges Leben an. Es wird sicherlich etliche Momente gegeben haben, in welchen du die

Entscheidung getroffen hast, die andere von dir erwartet haben. Nicht immer war es deine eigene. Solange du mit dieser fremden Entscheidung am Ende einigermaßen zurechtkommst, kannst du es dabei belassen. All die Entscheidungen, mit denen du nie wirklich zufrieden warst, solltest du nun jedoch überdenken. Du hast dich dafür entschieden, weil du es für richtig gehalten hast, weil du dem Wunsch anderer entsprochen hast und weil du unnötige Erklärungen vermeiden wolltest. Doch wirklich in deinem Sinn kann das nicht sein. In deinem Leben solltest auch nur du entscheiden, wie du leben möchtest. Gibt es in deinem Leben etwas, was du nie so machen wolltest? Etwas, das dich immer gestört hat? Vielleicht ist jetzt der Moment, um es anders zu machen. Um deinen verhassten Beruf an den Nagel zu hängen und das zu tun, was du wirklich willst. Das mag herrlich klingen, sich nach einem tollen Leben anhören, doch in erster Linie bedeutet es, eine große Veränderung anzustreben. Etwas, das du vermutlich bereits bei den letzten drei Sätzen kopfschüttelnd als "unmöglich" eingestuft hast. Dabei ist es nicht unmöglich. Es ist fremd, neu, schwierig und entspricht möglicherweise nicht dem, was dein Umfeld von dir erwartet, aber unmöglich ist es nicht. Du solltest dich ernsthaft mit der Frage beschäftigen, was du wirklich willst. Willst du dein jetziges, (teilweise) fremdbestimmtes Leben unverändert weiterführen oder ein neues beginnen, in welchem du das tust, was du wirklich willst? Die Antwort auf diese Frage kann dir niemand abnehmen. Vielleicht ist für dich aber noch nicht die Zeit gekommen, um sie zu beantworten. Der Gedanke, hochsensibel zu sein, muss sich möglicherweise erst noch festigen. Du brauchst Zeit, dich daran zu gewöhnen. Nimm dir diese Zeit. Veränderungen kannst du auch zu einem späteren Zeitpunkt noch vornehmen. Bis dahin kannst du die Zeit nutzen, um dich über die Hochsensibilität genauer zu informieren, dich mit anderen Hochsensiblen auszutauschen und ersten Ideen einen Platz zum Entwickeln einzuräumen.

Wichtig für Hochsensible

Gehörst du zu den Hochsensiblen, die erst vor kurzer Zeit von ihrer Hochsensibilität erfahren haben, so solltest du dir selbst einen Gefallen tun und verstärkt auf deine Wahrnehmung achten. Du brauchst keine Veränderungen vorzunehmen oder jemandem von deiner Entdeckung zu erzählen. Nimm dir vielmehr die Zeit und achte auf deine Reaktionen in unterschiedlichen Situationen. Wie fühlst du dich im überfüllten Bus? Betrittst du ihn gerne oder ist er nur Mittel zum Zweck? Würdest du ein anderes Transportmittel wählen, wenn du die Möglichkeit dazu hättest? Ist das Problem schwerwiegend genug, um ernsthaft nach einer anderen Lösung zu suchen? Hängt deine Hochsensibilität mit dieser Situation zusammen? Wie sieht es mit der Übertragung der Stimmung anderer auf dich aus? Lässt du sie an dich heran? Kannst du sie ausblenden? Wie kann die Hochsensibilität dir dabei helfen, mit fremden Stimmungen zurechtzukommen?
Grundlage deiner eigenen Wahrnehmung sollte sein, dass du an deine Hochsensibilität denkst.
Setze dich verschiedenen Situationen aus und beobachte deine Reaktion. Kannst du diese mit deiner Überempfindlichkeit erklären? Geht es dir damit besser, eine Erklärung zu haben? Verhalte dich wie ein Normalsensibler und achte wieder auf

dein Empfinden. Welche Reaktion löst bei dir ein besseres Gefühl aus? Ist der Drang, wie alle anderen zu sein, stärker als die Zufriedenheit, das getan zu haben, was du selbst wolltest? Diese Selbstbeobachtung gibt dir nicht nur Aufschluss darüber, was du tust und welche anderen Möglichkeiten dir bleiben, sondern ermöglicht dir auch, zu erkennen, in welchen Bereichen die Hochsensibilität sich auf dein Leben auswirkt. Dadurch erkennst du, wann du dich von selbst wie jeder andere verhältst, und wann dein Verhalten entweder erzwungen oder schlichtweg auf die Hochsensibilität zurückzuführen ist. Die Beobachtung allein kann dir bereits dabei helfen, ein Verständnis für das hochsensible Empfinden zu entwickeln. Das ist der erste und wichtigste Schritt, um besser mit der Hochsensibilität klarzukommen.

Kapitel 3: Was du unbedingt über die Hochsensibilität wissen solltest

Die Hochsensibilität ist bereits ein Phänomen für sich. Im Grunde kann man es gar nicht als

Phänomen bezeichnen, denn immerhin sind 15 bis 20 Prozent der Weltbevölkerung davon betroffen. Dennoch ist das Thema der Hochsensibilität komplex, interessant und doch wenig erforscht. Es steht für sich und hat nach aktuellem Stand der Wissenschaft nichts mit anderen Charaktereigenschaften oder Besonderheiten zu tun. Und doch gibt es einige weitere Phänomene, die gemeinsam mit der Hochsensibilität vorkommen können. Manche von ihnen treten bei Hochsensiblen sogar häufiger in Erscheinung. Mit der empfindlichen Wahrnehmung haben sie zunächst nichts zu tun, du solltest dir aber darüber im Klaren sein, dass es eben auch andere Besonderheiten gibt.
Nicht jeder Hochsensible ist davon betroffen, weshalb dir dieses Wissen dabei helfen kann, genauer zu erklären und zu verstehen, was die Hochsensibilität mit sich bringen kann.

Die Synästhesie

Der Begriff der Synästhesie stammt aus dem Griechischen und bedeutet so viel wie zugleich wahrnehmen. Genau das ist der Kern. Synästhetiker verknüpfen Wahrnehmungen mit Bereichen, die damit im Grunde gar nichts zu tun haben. So können Geräuschen, Gerüchen und Düften beispielsweise eine individuelle Farbe zugeordnet werden. Montage sind zum Beispiel rot, Donnerstage blau und die Zahl Drei ist grün. Mozarts "Eine kleine Nachtmusik" riecht nach Gänseblümchen und hat viele blaue Punkte auf einem gelben Hintergrund. Wenn du nicht zu den Synästhetikern gehörst, wirst du all das nicht verstehen. Tatsächlich ist ein Geruch für dich eben einfach ein Geruch. Er mag dich an etwas erinnern, so wie dich Glühwein vermutlich an Weihnachten erinnert. Bei der Synästhesie geht es aber nicht um offensichtliche Verknüpfungen verschiedener Bereiche, sondern um solche ohne Zusammenhang. Musik kann man hören und lesen, sie hat aber keine Farbe, keine Form und keinen Geschmack. Im Kopf eines Synästhetikers ist dies anders. Er verknüpft, was nicht zusammengehört und kann so auch das wahrnehmen, was überhaupt nicht da ist.

Wie auch die Hochsensibilität, so ist die Synästhesie keine Krankheit. In erster Linie wird sie vererbt und hat für Betroffene keine negativen Auswirkungen. Vielmehr kann die Synästhesie sie im Alltag unterstützen. Wer Buchstaben, Zahlen oder Monate farbig wahrnimmt, kann sich diese häufig leichter merken, vergisst Termine nicht so schnell und erinnert sich an Geburtstage besser als so mancher Kalender. Ebenso sind Menschen, die über ein absolutes Gehör verfügen, häufiger mit einer Form der Synästhesie ausgestattet. Sie nehmen einzelne Töne farbig wahr und können sie dadurch leichter unterscheiden. Die Synästhesie gehört ebenfalls zu den wenig erforschten Phänomenen, ist jedoch in den vergangen Jahren ein beliebtes Forschungsthema geworden. Sie tritt in sehr vielen verschiedenen Ausprägungen auf. Manche Synästhetiker sehen eine geometrische Form vor dem inneren Auge, wenn sie etwas berühren oder sich bestimmte Gefühle einstellen. Bei einigen treten mehrere Versionen der Synästhesie auf, bei anderen ist es lediglich eine. Viele Synästhetiker wissen von ihrer Synästhesie nichts. Zwar ist ihnen ihre Wahrnehmung bewusst und manchen scheinen die Verknüpfungen merkwürdig vorzukommen, da diese sich jedoch nicht negativ auf sie auswirken, beschäftigen sie sich nicht weiter damit. Oftmals werden sie durch andere Personen darauf hingewiesen oder stoßen zufällig auf das Thema und wundern sich, dass nicht jeder Mensch über derartige Verknüpfungen einzelner Wahrnehmungsbereiche verfügt. Auch wenn sich die Ausprägung der Synästhesie im Laufe des Lebens verändern kann, so bleiben die Wahrnehmungen selbst dieselben. Ist die Zwei erst einmal gelb, so bleibt sie gelb oder verschwindet ganz aus der synästhetischen Wahrnehmung.

Während die meisten Synästhetiker seit ihrer Geburt derartig veranlagt sind, gibt es auch erworbene Synästhesien, die jedoch weitaus seltener vorkommen. Bei einer schweren Hirnverletzung oder dem Verlust eines Sinnes kann es zu einer Synästhesie kommen. Auch vorübergehende Synästhesien, die im Rahmen von Krankheiten beziehungsweise bei der Einnahme von Medikamenten oder Drogen auftreten, sind möglich (vgl. Böttcher u.a. 2018, S. 211 f.).

Für Hochsensible kann die Synästhesie eine Hilfestellung im Umgang mit dem Alltag sein. Sie kann jedoch auch Probleme generieren, wenn sich die vermeintlich falschen Verknüpfungen gebildet haben. Wer eine Abneigung gegen Mandarinen hat und in einem Büro arbeitet, bei welchem die Wandfarbe den Geschmack dieser Mandarinen erzeugt, wird sich am Arbeitsplatz nicht wohlfühlen. Dem Vorgesetzten dieses Problem zu erklären, dürfte wohl kein leichtes Unterfangen sein. In der Regel lassen sich die Hochsensibilität und die Synästhesie jedoch sehr gut unter einen Hut bringen.

Die Hochbegabung

Wir verstehen unter dem Begriff der Hochbegabung heute in erster Linie eine hohe Intelligenz auf mathematischer Ebene. Mit Tests, die den Intelligenzquotienten (IQ) bestimmen sollen, wird herausgefunden, ob jemand logische Denkweisen erarbeiten kann. Tatsächlich ist der Begriff der Begabung weitaus breiter gefächert und beschränkt sich nicht bloß auf diese Form des Denkens. Auch Empathie, Phantasie und die Wahrnehmung eines Menschen können überdurchschnittlich stark ausgeprägt sein und die betroffene Person darum in den entsprechenden Bereichen hochbegabt sein. Denke nur an all die Kinder, die gerne Fußballprofis werden wollen. Nur wenigen von ihnen gelingt das auch. Sie haben das Talent und die Disziplin, sind darum hochbegabt. Besonders klug müssen sie nicht sein. Da die Hochsensibilität dafür sorgt, dass Sinneseindrücke deutlich stärker wahrgenommen werden können, überdenken Hochsensible viele Situationen sehr genau. Sie nehmen wahr, was anderen verborgen bleibt und leiten Maßnahmen ein, noch bevor Normalsensiblen überhaupt aufgefallen ist, dass etwas nicht stimmt. Das ist bereits eine überdurchschnittliche Begabung, sodass bei Hochsensiblen häufig zusätzlich eine Hochbegabung auftritt. Auch hier gilt, dass es sich nicht zwangsläufig um eine hohe Intelligenz handeln muss, sondern sich vielmehr auch auf andere Bereiche erstrecken kann (vgl. Böttcher u.a. 2018, S. 326 f.). Auffällig ist jedoch, dass Hochsensible oftmals gleich in mehreren Bereichen besonders begabt sind. Kreativität ist einer davon. Viele Hochsensible beschränken sich im Laufe ihres Lebens auf diesen einen Bereich und verfolgen eine eventuelle Hochbegabung in anderen Bereichen nicht. Dies liegt meist an schlechten Erfahrungen. Gerade hochsensible Kinder, die zusätzlich auch über einen hohen IQ verfügen, halten sich gerne zurück. Sie werden in der Schule aufgrund guter Beiträge im Unterricht als Streber bezeichnet und nehmen sich dies deutlich mehr zu Herzen als normalsensible Kinder. Um sich nicht weiter auszugrenzen, als sie dies aufgrund ihrer Hochsensibilität meist ohnehin schon tun, halten sie sich zurück. Eltern und Lehrer haben dadurch große Schwierigkeiten, die Hochbegabung zu erkennen und zu fördern. Die Kinder ziehen sich in ihre möglichen zusätzlichen Begabungsbereiche zurück und blühen dort auf, werden vielleicht sogar gefördert und fallen als äußerst begabte Musiker oder talentierte bildende Künstler auf. Dass sie auch in anderen Bereichen überdurchschnittlich begabt sind, kommt ihrem Umfeld gar nicht in den Sinn, denn die meisten Menschen sind nur in einem Bereich wirklich gut. Hochsensible hingegen neigen aufgrund ihrer intensiven Wahrnehmung dazu, gleich in mehreren Bereichen zu glänzen. Ermutigung und Förderung darf hierbei keinesfalls fehlen.

Der Scanner

Neben der Hochbegabung gibt es auch die Vielbegabung, die, wie oben bereits erwähnt, ebenfalls auf Hochsensible zutreffen kann. Als sogenannte Scanner sind sie immer offen für Neues und fordern sich regelmäßig selbst heraus, wollen etwas lernen oder ausprobieren und scheinen sich nur schwer auf eine einzige Sache konzentrieren zu können. Während alle Klassenkameraden bereits

genau wissen, welchen Beruf sie ausüben möchten, sind sich Scanner selbst auf der Abschlussfeier noch nicht sicher. Sie interessieren sich für viele Dinge, die sich aber nicht unbedingt ganz einfach miteinander kombinieren lassen. Legen sie sich schließlich auf eine Sache fest, brauchen sie unbedingt einen Ausgleich dazu. Statt einem Beruf ist es ihnen lieber, wenn sie mehrere Jobs haben, in welchen sie ihre Interessen ausleben können.
Scanner beschäftigen sich oftmals epochenweise sehr intensiv mit einem Thema und lassen dann wieder davon ab, um sich einem anderem Thema zu widmen. Nach einiger Zeit kehren sie wieder zurück und knüpfen problemlos an ein Thema an, mit welchem sie sich Monate zuvor das letzte Mal befasst haben. Was für viele Menschen völlig unmöglich scheint, ist für Scanner ganz normal. Ein Thema allein reicht ihnen nicht. Sie sind nicht nur an Vielem interessiert, sondern haben auch multiple Begabungen, die sie ausleben möchten (vgl. Böttcher u.a. 2018, S. 235 f.) Häufig springen sie von einem Beruf zum nächsten und scheuen sich nicht, im Erwachsenenalter erneut die Schulbank zu drücken, um einen neuen Beruf zu lernen. Einen Beruf, den sie dann aber lediglich einige Jahre ausüben und sich anschließend eine neue Beschäftigung suchen. Die Beständigkeit, auf die die meisten Menschen großen Wert legen, ist für Scanner eine Qual. Neue Herausforderungen sind es, die ihr Leben bestimmen und sie zu Personen werden lassen, an die du dich mit nahezu allen Fragen wenden kannst. Besonders bei Eltern kann diese Sprunghaftigkeit für Streitereien mit ihren Kindern führen. Diese können sich lange Zeit etwas wünschen, möchten beispielsweise unbedingt ein Instrument erlernen. Liegt dieses dann unter dem

Weihnachtsbaum, beschäftigen sie sich vielleicht nur kurze Zeit damit und finden dann ein spannenderes Thema. Für Eltern solcher Kinder ist es völlig unverständlich, wie das Kind sich so lange etwas wünschen kann und schon nach kurzer Zeit scheinbar kein Interesse mehr daran hat. Tatsächlich wird das Kind wieder darauf zurückkommen, findet momentan jedoch andere Dinge spannender. Statt das Kind dann zum Üben zu zwingen und ihm damit fast automatisch den Spaß am Instrument zu nehmen, sollten Eltern die epochale Beschäftigung respektieren. Das Kind wird sich mit dem Instrument befassen und dann stundenlang üben und Fortschritte machen. Im Anschluss daran wird es aber wieder eine Pause machen und sich anderen Dingen widmen.

Die High Sensation Seeker

High Sensation Seeker (HSS) ist die Bezeichnung für Menschen, die immer wieder nach etwas Neuem suchen, einen gewissen Kick brauchen und ruhige Beschäftigungen weniger schätzen. Vielmehr sind es Extremsportarten oder intensive Reisen, die sie erfüllen. Viele vermeintlich normale, harmlose Tätigkeiten sind für sie zu langweilig. Sie mögen es, an ihre eigenen Grenzen zu gehen, diese womöglich sogar zu überschreiten. Aufgrund dieser Suche nach dem Kick sind High Sensation Seeker tatsächlich auch anfälliger für Alkoholmissbrauch, Drogenkonsum oder die übermäßige Einnahme von Beruhigungsmitteln. Letzteres ist für sie oftmals eine Methode, um nicht länger nach diesem Kick zu suchen. Das gilt besonders für jene High Sensation Seeker, die von diesem Persönlichkeitsmerkmal nichts wissen. Sie erkennen lediglich, dass ihr

Umfeld nicht so handelt und diese Lebensart möglicherweise verurteilt und als negative Eigenschaft betrachtet. Da High Sensation Seeker jedoch nichts an ihrer Persönlichkeit ändern können, suchen sie andere Wege, um weniger extrem zu sein. Besonders Eltern von Kindern, die zu den High Sensation Seekern gehören, haben es schwer, ihr Kind für kindgerechte und typische Beschäftigungen zu begeistern. Schule, Bücher, Brettspiele und Puzzles sind ihnen zu langweilig. Action ist ihnen deutlich lieber, wird von den Eltern jedoch nicht immer gerne gesehen. Während andere Kinder auf die untersten Äste eines Baumes klettern, klettert ein High Sensation Seeker-Kind bis in den Wipfel. Damit steigt nicht nur das Risiko eines Sturzes, sondern auch gleich noch die Verletzungsgefahr. Kein Wunder also, dass Eltern solcher Kinder keine ruhige Minute haben und Ärzte und Psychologen immer wieder die Diagnose AD(H)S stellen. Tatsächlich handelt es sich aber einfach bloß um eine persönliche Vorliebe für extreme Tätigkeiten. Dies macht sich auch in einer Partnerschaft bemerkbar, wenn sich eine gewisse Routine eingestellt hat und es kaum noch Neues gibt, was der Partner nicht weiß. Nichts ist für High Sensation Seeker schlimmer als Routine und Langeweile. Eine feste Partnerschaft, in welcher sich mit der Zeit alle Schmetterlinge aus dem Bauch verabschieden und dem Partner die Risikobereitschaft möglicherweise sogar ein Dorn im Auge ist, ist für sie ein schwieriges Unterfangen. Für High Sensation Seeker ist es vor allem wichtig, von diesem Persönlichkeitsmerkmal zu wissen und sich damit identifizieren zu können. So können sie offen damit umgehen und anderen Personen erklären, warum sie es nicht ruhig mögen und stattdessen lieber Gefahren eingehen. Beruflich können sie sich so überall dort wohlfühlen, wo es zugeht und gefährlich werden kann oder sie sich als Künstler ausdrücken können. Schauspieler, Feuerwehrmann oder Polizist scheinen geeignete Berufe für High Sensation Seeker zu sein. In der Partnerschaft sind sie vor allem dann zufrieden, wenn sie einen Partner finden, der es ebenfalls mag, vielleicht sogar selbst zu den High Sensation Seekern gehört. In Verbindung mit der Hochsensibilität gilt, dass High Sensation Seeker den Kick besonders intensiv wahrnehmen, vielleicht auch schon früher als andere Personen, und darum nicht unbedingt so weit gehen müssen. Außerdem benötigen sie ausreichende Ruhephasen, um das Erlebte verarbeiten zu können. Neben der extremen Aufregung und der Suche nach einer passenden Beschäftigung, ist für sie die Ruhe als krasser Kontrast ebenso notwendig und unverzichtbar (vgl. Böttcher u.a. 2018, S. 225 f.).

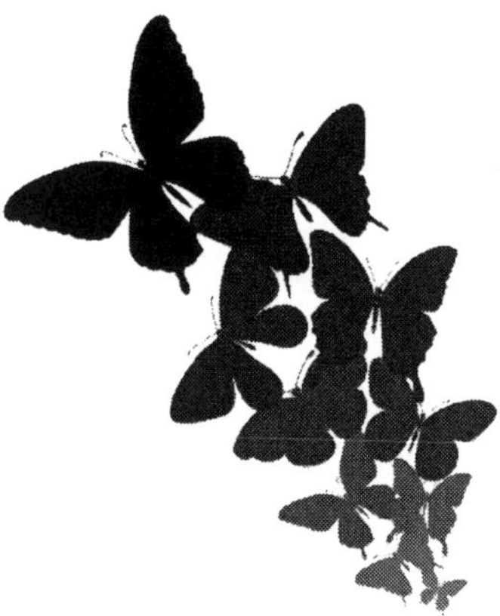

Kapitel 4: Geschlechterunterschie-de bei der Hochsensibilität

Auch wenn unter dem Begriff der Hochsensibilität grundsätzlich die erhöhte Empfindlichkeit und das bewusste Wahrnehmen von Reizen unabhängig vom Geschlecht des Hochsensiblen zu verstehen ist, so gibt es gravierende Unterschiede zwischen hochsensiblen Frauen und hochsensiblen Männern. Hierbei unterscheidet sich nicht die eigentliche Hochsensibilität, sondern der Umgang mit ihr. Unterstützt wird dies auch durch die grundsätzlichen Unterschiede zwischen Mann und Frau, doch in erster Linie ist es das Idealbild, welches die Gesellschaft vom jeweiligen Geschlecht hat, das diese Unterschiede in der Hochsensibilität hervorbringt.

Hochsensible Frauen

Das in der Gesellschaft fest verankerte Bild der Frau beinhaltet eine fürsorgliche Mutter, die sich um ihre Familie kümmert, die Kinder erzieht, kocht, backt, putzt und sich um den Haushalt kümmert. Auch wenn im 21. Jahrhundert immer mehr Frauen dieses Weltbild ablegen und sich für eine Karriere und möglicherweise gegen eine Familie entscheiden, so stellen diese Frauen nach wie vor eine Minderheit dar. In den Köpfen der Menschen ist eine Frau in erster Linie für die Familie dar. Sie ist aufgrund ihrer meist zierlicheren Statur, ihrer hohen Stimme und ihres Wesens ein geschätzter Ansprechpartner in familiären Belangen und wird bei zwischenmenschlichen Problemen um Rat gefragt. Sie soll trösten und ermutigen, zuhören, Ratschläge erteilen, sich liebevoll um andere Menschen kümmern und für sie sorgen.

Diese Vorstellung einer Frau deckt sich in großen Teilen mit den Eigenschaften von Hochsensiblen.

Einfühlsam, sorgfältig und auf der Suche nach Gerechtigkeit und Harmonie. Im Prinzip ist dies exakt das, was man sich im Familienleben wünscht. Aber auch auf der Arbeit und unter Freunden werden diese Eigenschaften geschätzt und in erster Linie Frauen zugemutet. Entsprechend ist die Hochsensibilität bei Frauen rein gesellschaftlich kein Problem. Ein gewisses Maß an Empfindlichkeit wird meist von ihnen erwartet. Ist dieses Maß überschritten, so wirkt das nicht als negative Eigenschaft oder sogar als Schwäche, sondern gehört zum Frausein dazu.

Hochsensible Männer

Ganz anders ist das bei Männern. Hier gilt nach wie vor die Auffassung, dass Männer stark und hart im Nehmen sein müssen. Sie sollen beschützen und sich um die materiellen Dinge kümmern, mit ihren

Händen schwere Arbeit verrichten können und dies am besten auch im Beruf täglich tun. Gefühle wie Angst, Traurigkeit oder Mitgefühl sollen sie nicht zeigen, noch nicht einmal empfinden, sondern in jeder Situation wissen, welche Reaktion die beste ist. Notfalls gehört es für einen Mann auch dazu, im Kampf herauszufinden, wer der Stärkere ist.

Die Hochsensibilität passt überhaupt nicht zu diesem Bild des Mannes, das in der Gesellschaft vorherrscht. Einfühlsam, empfindlich und kreativ zu sein, stört hier nur. Darum werden hochsensible Männer häufig als Schwächlinge, Weicheier oder Mimosen bezeichnet. Keine Frage, das Selbstwertgefühl stärkt das nicht. Für ihre Gefühle können Hochsensible nichts und diese sind keineswegs schlecht. Sie werden lediglich von der Gesellschaft als etwas Negatives gesehen, da sie dem seit Jahrtausenden vorherrschenden Bild des Mannes nicht entsprechen und damit nicht normal zu sein scheinen. Hochsensible Männer haben es darum in der Regel deutlich schwerer als Frauen, akzeptiert zu werden und leiden deswegen auch häufiger unter ihrer Hochsensibilität. Sie trauen sich wenig zu und ziehen sich gerne vollständig zurück, um nicht bloßgestellt oder fertig gemacht zu werden. Fair ist das nicht, denn diese erhöhte Empfindlichkeit lässt sich gar nicht abstellen. Wer sich jedoch sein Leben lang anhören muss, nicht stark genug zu sein, der wird dies früher oder später akzeptieren. Entsprechend sind hochsensible Männer anfälliger für psychische Erkrankungen wie beispielsweise Depressionen. Sie nehmen sich die ständige Kritik sehr zu Herzen und können doch nichts an sich ändern. Eine gefährliche Mischung, die so nicht vorkommen muss (vgl. Göckel, 2011, S. 84 f.).

Der richtige Umgang mit der Hochsensibilität

Was die Häufigkeit von hochsensiblen Personen angeht, so sind Männer und Frauen in gleichem Maße betroffen. Aufgrund der oben genannten Vorstellung der Geschlechterrollen und den genetischen Unterschieden zwischen Mann und Frau, scheint die Hochsensibilität jedoch eher ein Frauenthema zu sein. Tatsächlich verteilt sich diese Überempfindlichkeit jedoch gleichmäßig auf beide Geschlechter. Der korrekte Umgang damit ist aus den genannten Gründen für Frauen deutlich einfacher als für Männer. Diese wiederum benötigen in etlichen Bereichen etwas mehr Bestärkung und Ermutigung, weshalb du hier einige Hinweise zum korrekten Umgang mit hochsensiblen Männern findest.

Im 21. Jahrhundert ist die klare Rollenverteilung von Mann und Frau nicht mehr brauchbar. Die genetischen Unterschiede beider Geschlechter sollten zwar respektiert und beachtet werden, die Psyche unterscheidet sich jedoch nicht im selben Maße. Hochsensible Männer sollten darum nicht als schwach, sondern als das angesehen werden, was sie sind, nämlich hochsensibel. Sie nehmen sich eine Situation nicht absichtlich zu Herzen, sondern können nichts dagegen tun. Es ist ihr natürlicher Umgang damit. Ebenso sind sie keine Mimosen, bloß weil ihnen eine vermeintlich kleine Verletzung große Schmerzen bereitet und sie sind auch keine Heulsusen, wenn ihnen eine Filmszene besonders nahe geht. Hochsensible Männer haben lediglich eine sehr komplexe Gefühlswelt, die es ihnen ermöglicht, sich deutlich besser in andere hineinzuversetzen, als Normalsensible das können. Wenn du dies als negativ betrachtest, so liegt das an deiner Weltanschauung, die auf deiner

Erziehung und deinem Umfeld aufbaut. Auch das ist nicht schlecht, du solltest jedoch verstehen, dass es sich dabei um alte Ideale handelt, die dir vorgaukeln, wie etwas sein muss, und keinen Spielraum für Ausnahmen lassen. In die heutige Zeit passt dieses Denken nicht mehr und du musst dir die Zeit nehmen, die du brauchst, um das zu akzeptieren. Das gilt selbstverständlich auch für hochsensible Männer. Auch sie haben in der Vergangenheit gelernt, wie Männer sein sollten und sich immer wieder dabei ertappt, wie sie eben nicht so waren. Wenn auf dem Schulhof eine Streiterei in Gange war, sind sie nicht zum Schauplatz gerannt und haben sich über die Rauferei gefreut. Entweder, sie haben einen gebührenden Abstand eingehalten oder wollten schlichten. Im einen Moment werden sie vom Lehrer gelobt, im nächsten Moment als Weichei beschimpft. Wer so aufwächst, der fragt sich regelmäßig, welches Verhalten das richtige sein muss. Durch die Hochsensibilität gelingt es hochsensiblen Männern schnell, die vermeintlich richtige Handlung zu erkennen. Dabei handelt es sich um diejenige, die vom Umfeld erwartet wird. Nicht jedoch die, die sich für den Hochsensiblen richtig anfühlt. Die meisten hochsensiblen Männer sind in dieser Zwickmühle aufgewachsen und durften wegen falscher Vorstellungen nicht ihrem eigenen Weltbild entsprechen. Sie haben ihre Vorlieben nicht ausgelebt, wurden zu Sportarten und Musikinstrumenten gezwungen, die sie eigentlich gar nicht machen oder spielen wollten, und wurden nicht dazu ermutigt, den Beruf zu wählen, den sie gerne ausgeübt hätten. Kurz gesagt, sie hatten und haben kein allzu selbstbestimmtes und zufriedenes Leben, finden sich damit jedoch ab, denn es scheint richtig zu sein, sich den Vorstellungen anderer zu fügen. Die gute Nachricht lautet, dass es nie zu spät ist, daran etwas zu ändern.

Tipps für hochsensible Frauen

Gönne dir bewusste Auszeiten: Versuche vor allem im stressigen Alltag immer wieder bewusst „Luft zu holen" und dich so vor der der Reizüberflutung zu schützen. Kleine Atemübungen helfen dir in vielen Situationen ruhiger zu werden. Atme am besten drei Mal tief ein und wieder aus: So hast du neue Energie um weiterzumachen.
Führe dir bestimmte Situationen vor dein geistiges Auge, denn vor allem ungewohnte Situationen können schnell Stress hervorrufen und deinen Körper in Alarmbereitschaft versetzen. Hierbei kann dir die Visualisierung helfen: Stelle dir also bestimmte Situationen im Vorfeld vor und versuche dich auf diese Weise schon mal darauf einzustellen. Das hilft dir deine innere Energie besser zu steuern.
Ein weiterer Tipp, den ich dir hier als Frau geben möchte, ist bewusst auf dich selbst zu achten. Möglicherweise schafft dein Kollege mehr Aufgaben am Tag oder deine beste Freundin kann super mit Lärm zurechtkommen, während deine Hochsensibilität dich vieles deutlicher spüren lässt. Versuche das einfach so für dich anzunehmen und dich nicht mit anderen zu vergleichen. So schaffst du inneren Frieden und schöpfst daraus deine Kraft.
Nimm dir deine Freiräume, denn das ist für dich als hochsensible Frau besonders wichtig. Denke daran, dass du nicht mit allen mithalten musst. Nimm dir lieber regelmäßige Pufferzeiten und sichere dir deine Freiräume. Auf diese Weise kannst du entspannen und gleichzeitig Kraft für deinen Alltag

sammeln. Lebe zudem im „Hier und Jetzt“: Versuche dich nicht mit Gedanken der Vergangenheit zu belasten und dir auch keine Sorgen über die Zukunft zu machen. Halte dir lieber bewusst vor Augen, was im Hier und Jetzt schön ist. Es sind die kleinen Augenblicke, die das Leben bereichern.
Höre aufmerksam auf deine innere Stimme, denn dein „Bauchgefühl“ schützt dich nicht nur vor einer Reizüberflutung, sondern kann dir oft auch den richtigen Weg weisen. Denke immer daran, dass du nicht perfekt sein musst. Es ist nachvollziehbar, dass du deine Arbeit ausgezeichnet erledigen möchtest und auch alles für deine Freunde und Familie besonders gut machen willst. Es wird aber immer jemanden geben, der etwas auszusetzen hat. Mache dir daher immer wieder bewusst, dass es nicht perfekt sein muss: Das schafft dir eine innere Balance und führt zu mehr Zufriedenheit und Ausgeglichenheit. Es ist wichtig, auf deine eigenen Fähigkeiten zu vertrauen und deine inneren Kräfte somit sinnvoll einzuteilen. Akzeptiere dein Frausein und deine Hochsensibilität. Das wird dir helfen, im Einklang mit dir selbst zu leben und das auch nach außen hin zu spiegeln (vgl. Göckel, 2011, S. 84 f.).

Tipps für hochsensible Männer

Auch wenn dein Umfeld es anders sehen mag, so solltest du auf deine Wünsche und Begabungen Rücksicht nehmen und sie ausleben. Lass dich nicht in eine Rolle zwängen, die du nicht übernehmen willst. Wenn von dir erwartet wird, dass du in einem typischen Männerberuf, zum Beispiel als Handwerker, schwere körperliche Arbeit verrichtest, womit du dich nicht wohlfühlst, was dir vielleicht sogar schadet, dann entscheide dich für einen anderen Weg. Bedenke immer, dass du nur dein eigenes Leben leben kannst und das solltest du in dem Rahmen tun, der dir zusagt.

Verabschiede dich von der Rolle des starken und beschützenden Mannes jedoch nicht gänzlich. Bloß weil du hochsensibel bist, heißt das nicht, dass du schwach bist und diese Schwäche zeigen musst. Auch du kannst stark sein, körperliche Arbeit verrichten und dich, wenn es sein muss, schützend vor schwächere Personen stellen. Es wird dir nicht unbedingt gefallen, doch hin und wieder wirst du dich in solchen Situationen wiederfinden, in denen nur du etwas tun kannst. Stärke dein Selbstvertrauen, indem du die klassische Rolle des starken Mannes überall dort einnimmst, wo es sich mit deiner Hochsensibilität vereinbaren lässt. Bist du, wie viele Hochsensible, sehr naturverbunden, kannst du zum Beispiel einen Survivalkurs belegen und lernen, wie du dir aus Naturmaterialien einen Unterschlupf baust. Übernachtest du allein oder mit anderen im Wald, so kannst du deine Hochsensibilität vollauf genießen und erfüllst obendrein noch das klassische Bild des Mannes. Möchtest du beruflich nicht körperlich arbeiten, bedeutet dies wiederum nicht, dass du dies auch privat ablehnst. Hilf Freunden beim Umziehen, arbeite im Garten und repariere, was zu reparieren ist. Du musst dich weder vor diesen Arbeiten drücken noch sie unbedingt ausführen. Erledige das, was du erledigen kannst und hole dir Hilfe, wenn du nicht mehr weiterweißt.

Höre außerdem auf deine innere Stimme und folge dem Ruf deines Herzens. Du hast immer die Möglichkeit, beruflich umzuschulen und etwas

anderes zu machen. Berufe wie Therapeut, Arzt, Wissenschaftler oder Schriftsteller sind auch heute noch in Männerhand, wenngleich sie mittlerweile auch von etlichen Frauen ausgeübt werden. Hochsensible Männer können sich mit einigen dieser eher geschlechtsneutralen Berufe identifizieren. Sicherlich ist auch für dich etwas dabei. Nutze die Zeit, die dir bleibt, um umzusatteln und glücklich zu werden, statt dich täglich an einen Arbeitsplatz zu quälen, der vor allem dein Umfeld stolz macht, dich aber keineswegs erfüllt.
Richte den Fokus auf deine Hochsensibilität und sieh dir an, welche Stärken sie in dir hervorbringt. Nutze diese Stärken und wende sie im Alltag an. Konzentriere dich nicht auf deine Schwächen und ärgere dich nicht darüber, hochsensibel zu sein.
Die Hochsensibilität bringt viel Gutes zum Vorschein, was du auch als solches erkennen und akzeptieren solltest. Nutze diese Stärken und stelle sie in den Vordergrund. So umgehst du, von deinem Umfeld als schwach und unmännlich angesehen zu werden. Vielmehr erkennt es dich dann als ausgeglichenen und zufriedenen Mann, nicht als Mimose, Weichei oder Hochsensibler. Du gibst dir und den Menschen in deinem Leben auf diese Weise die Chance, dich als der Mensch zu sehen, der du wirklich bist. Ein wenig sensibler als der Rest, aber glücklich damit (vgl. Göckel, 2011, S. 86).

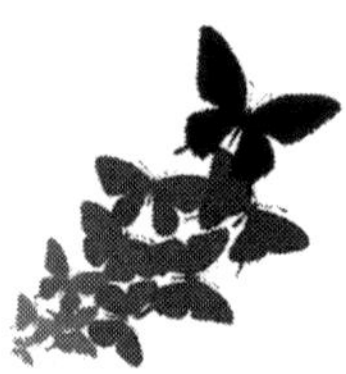

Kapitel 5: Hochsensibilität in zwischenmenschlichen Beziehungen

Hochsensible Menschen nehmen innere und äußere Reize viel deutlicher wahr als Normalsensible. Somit können Spannungen oder Störungen schnell zu Irritationen führen, sodass sich hochsensible Menschen kaum mehr auf die zu bewältigenden Aufgaben konzentrieren können. In zwischenmenschlichen Beziehungen ist es wichtig, dass hochsensible Menschen ihren eigenen Empfindungen vertrauen. Sie stellen an sich, aber auch an andere Menschen häufig sehr hohe Ansprüche – sowohl in moralischer als auch in ethischer Hinsicht. Partner, Freunde, Kollegen oder Familienmitglieder werden mit diesen hohen Ansprüchen oftmals überfrachtet, können diesen jedoch nicht immer oder nicht wie im gewünschten Maße gerecht werden. Infolgedessen kann es zu inneren Spannungen und sogar einem Respektverlust kommen (vgl. Schirrmacher, 2016, S. 35 f.). Um dem entgegenzuwirken empfehle ich

dir, abends vor dem Zubettgehen eine kleine Ruhezeit nur für dich: Lass den Tag nochmal Revue passieren und überlege dir, wo es dir gelungen ist, einfühlsam und respektvoll zu sein und wo noch nicht. Welche Gefühlslagen gab es im zwischenmenschlichen Miteinander mit dem Partner, dem Vorgesetzten, Kollegen oder Freunden? Diese Selbstreflexion hilft dir im Umgang mit anderen Menschen, aber auch im Umgang mit deinen eigenen Emotionen und Stimmungen.
Hochsensible Menschen wissen um ihre eigene Fehlbarkeit sowie um die Fehlbarkeit ihrer Mitmenschen. Lerne hier als hochsensibler Mensch geduldiger zu sein und gelassener mit der oftmals harten Realität umzugehen (vgl. Schirrmacher, 2016, S. 37). Die angeborene Feinfühligkeit der Hochsensibilität ist in zwischenmenschlichen Beziehungen jedoch eine wahre Bereicherung: Sie ermöglicht tiefsinnige Gespräche, ein aufrichtiges Interesse für andere Menschen, die Gabe, sich mit „Haut und Haaren" einer bestimmten Aufgabe zu verschreiben und erfüllte Partnerschaften.
Im Zusammenhang mit zwischenmenschlichen Beziehungen ist noch ein weiterer Aspekt von Bedeutung: Hochsensible Menschen haben oftmals ein sehr hohes Rückzugsbedürfnis. Insbesondere nach Anlässen wie Feiern oder Feste, Treffen mit vielen Freunden oder längeren Telefongesprächen fühlen sich hochsensible Menschen oftmals überreizt und möchten sich zurückziehen (vgl. Schirrmacher, 2016, S. 39 f.). Hier empfehle ich dir eine ganz persönliche „Kuschelecke", in der du dich wohlfühlst und dich ganz entspannt zurückziehen kannst. Freunde, Partner oder andere Familienmitglieder sollten diese Eigenheit hochsensibler Menschen nicht als Abweisung oder

Lieblosigkeit interpretieren. In zwischenmenschlichen Beziehungen haben hochsensible Menschen ein sehr großes Harmoniebedürfnis. Streit und Auseinandersetzungen sind belastend und werden so gut es nur geht gemieden. Stimmungen des Gegenübers werden sehr deutlich wahrgenommen, oftmals so intensiv, dass die eigenen Bedürfnisse gar nicht mehr wirklich erspürt werden. Seltsamerweise erweckt dieses intensive Harmoniestreben oft den Eindruck, dass hochsensible Menschen sogar Konflikte suchen. Hochsensible Personen werden nämlich häufig geradezu davon getrieben, Unstimmigkeiten und Ungerechtigkeiten in ihrer näheren Umgebung aufzuspüren, zur Sprache zu bringen und zu beseitigen. In ihren zwischenmenschlichen Beziehungen sind hochsensible Menschen aufgrund ihrer intensiven Wahrnehmungsfähigkeit sehr leicht verletzbar. Zudem gesellt sich der Aspekt, dass die eigene Familie sowie die Partnerschaft für hochsensible Personen einen sehr hohen Stellenwert haben. Kleinste Trübungen fühlen sich ähnlich wie eine Krise an (vgl. Schirrmacher, 2016, S. 39 f.). Hier gilt es immer, das offene Gespräch zu suchen und die Balance zwischen Intimität und Abstand zu finden, um eine Überstimulation zu vermeiden.

Leitfaden für Familie & Freunde: Wie man mit hochsensiblen Frauen umgehen sollte

Im Wesentlichen geht es nicht darum, hochsensible Frauen anders zu behandeln als normalsensible.

Ein aktives Zuhören sowie eine ausgeprägte Achtsamkeit sind beispielsweise in jeder Beziehung von zentraler Bedeutung. Bei hochsensiblen Frauen ist es jedoch ganz wichtig, die Zwischentöne zu bemerken und sozusagen „zwischen den Zeilen zu lesen". Wie erlebt die jeweilige Frau die Umwelt? Wonach sehnt sie sich und welche Bedürfnisse hat sie? Ein aufmerksames Zuhören ist im Allgemeinen die Grundlage für eine glückliche und gelungene Beziehung, im Zusammenleben mit einer hochsensiblen Frau jedoch eine absolute Notwendigkeit. Tausche dich aus mit der hochsensiblen Frau und versuche ihre Gefühle und Wahrnehmungen immer besser zu verstehen. Es geht darum nachvollziehen zu können, dass sie bestimmte Dinge völlig erschöpfen können und sie somit ein starkes Rückzugsbedürfnis entwickelt. Das ist nicht als Gleichgültigkeit oder Zurückweisung zu verstehen, sondern vielmehr als Selbstschutz, den hochsensible Frauen dringend benötigen. Dieses immer wiederkehrende Bedürfnis ist grundlegend wichtig, um zur Ruhe zu kommen, sich zu entspannen und aktiv Kraft für den Alltag oder neue Unternehmungen zu sammeln.
Ebenso ist die Akzeptanz ein sehr wichtiges Stichwort im Umgang mit hochsensiblen Frauen. Es wäre falsch hier ein Problem zu sehen oder darauf zu warten, dass sich ihr Verhalten ändert. Hochsensible Frauen verfügen nun mal über eine erweiterte Wahrnehmung, Kreativität sowie eine ausgeprägte Empathie. Bei der Akzeptanz geht es wesentlich darum, genau diese Eigenheiten der Partnerin, Kollegin, Tochter oder Freundin zu tolerieren und vor allem zu respektieren. Versuche die Erlebniswirklichkeit hochsensibler Frauen zu verstehen und anzuerkennen, dass sich ihre

Wahrnehmungen von denen normalsensibler Frauen unterscheiden. Somit geht es nicht darum, die beiden Erlebniswirklichkeiten oder Wahrnehmungsarten nebeneinanderzustellen oder miteinander zu vergleichen, sondern vielmehr diese respektvoll anzunehmen. Dicht verbunden mit der Akzeptanz ist die Geduld: Besonders in emotionalen Situationen geht es darum, nicht irritiert oder gar verärgert zu sein, sondern sich vielmehr in die hochsensible Frau hineinzuversetzen und die Situation auf diese Weise nachzuvollziehen. Bringe die notwendige Portion Geduld vor allem auch dann mit, wenn es um das Treffen von Entscheidungen geht. Hochsensible Frauen filtern zwischen einer Flut von umherschwirrenden Gedanken und Reizen. Sie brauchen ihre Zeit, um die Entscheidung zu treffen, die sich für sie selbst am besten anfühlt. Eine hochsensible Frau muss wert- und hochgeschätzt werden, denn mit ihr zusammen lassen sich auch vermeintlich unscheinbare Momente intensiver erleben. Sie schätzt Kleinigkeiten oftmals mehr und ist im Allgemeinen verständnisvoller und dankbarer, auch für scheinbar Selbstverständliches im Leben. Nimm die Empfindungen, die Bedürfnisse und auch die Wünsche hochsensibler Frauen ernst. Achte hier auch unbedingt auf die eigene Zuverlässigkeit. Du solltest dir im Vorfeld gut überlegen, was du einer hochsensiblen Frau versprichst: Was du zusagst, solltest du auch unbedingt einhalten. Sage ihr beispielsweise rechtzeitig Bescheid, wenn du dich zu einer Verabredung verspätest oder einen Termin gar nicht wahrnehmen kannst. Für hochsensible Frauen steht die Vertrauenswürdigkeit ihrer Mitmenschen im Zentrum: Verlässlichkeit und Worttreue sind somit grundlegend wichtig.

Hochsensible Frauen sind ganz normale und wertvolle Mitmenschen. Aus diesem Grund dürfen auch Humor und Leichtigkeit im persönlichen Miteinander nicht zu kurz kommen. Mache auf keine Fall Scherze über die veränderte Art der Wahrnehmung und unterlasse unbedingt ironische Bemerkungen. Das bedeutet jedoch nicht, dass du mit hochsensiblen Frauen nicht lachen oder Spaß haben kannst.

Leitfaden für Familie & Freunde: Wie man mit hochsensiblen Männern umgehen sollte

Im Prinzip unterscheidet sich der Umgang mit hochsensiblen Männern nicht vom Umgang mit normalsensiblen Männern. Sie sind Ehepartner, Väter, Söhne, Kollegen und Freunde wie alle anderen auch. Sie haben ihre Vorlieben, Abneigungen und Eigenarten. Sofern du dich von den klassischen Vorstellungen der Rollenverteilung von Frau und Mann verabschiedet hast, wird ein hochsensibler Mann für dich kein Phänomen oder Problem darstellen, sondern ein weiteres Individuum. Ist die Rolle des Mannes als starkes Mitglied einer Gruppe jedoch fest in deiner Vorstellung verankert, so gilt es sehr wohl einige Dinge zu beachten. Wie du mittlerweile wissen solltest, so empfinden Hochsensible Gefühle jeglicher Art deutlich intensiver als Normalsensible. Im Umkehrschluss sind sie jedoch deswegen nicht härter im Nehmen, sondern knicken schneller ein und geben unter der Last nach. Sie benötigen darum regelmäßige Pausen, die du ihnen eingestehen solltest. Andernfalls können sie dir nicht so gegenübertreten, wie du dies gewohnt bist und es erwartest. Lass ihnen auch ihre Eigenheiten. Feste Routinen sind bei hochsensiblen Männern gern gesehen und es fällt ihnen mitunter schwer, davon abzulassen und spontan zu sein. In manchen Situationen gelingt ihnen diese Spontanität, in anderen ist sie undenkbar und kann sie so sehr stören, dass sie mit einer Aufgabe wieder ganz von vorne beginnen müssen. Hast du herausgefunden, welche Vorlieben und Abneigungen ein hochsensibler Mann hat, solltest du sie respektieren und nicht etwa ignorieren. Dränge einen hochsensiblen Freund nicht dazu, einen Film zu sehen, in dem viele Gewaltszenen vorkommen. Dein Freund wird ihn nicht genießen können und vielleicht noch Tage oder gar Wochen später mit den Bildern, die er gesehen hat, zu kämpfen haben. Sieh dir stattdessen einen weniger extremen Film mit ihm an und bitte einen anderen Freund, dich in den Film mit Gewalt zu begleiten. Bedenke außerdem, dass Hochsensible Genussmittel wie Alkohol nicht in denselben Mengen vertragen wie du. Sie sind schneller betrunken und verlieren entsprechend auch früher die Kontrolle. Dränge sie nicht dazu, mehr zu trinken und akzeptiere es, wenn sie das Feierabendbier oder den Schnaps nach dem Essen ablehnen. Gerade, wenn ein Hochsensibler im Anschluss noch mit dem Auto fahren muss, solltest du darauf Rücksicht nehmen, dass eine vergleichsweise kleine Menge an Alkohol bei einem Hochsensiblen größere Auswirkungen haben kann, als du es von dir selbst kennst.

Wenn du weißt, dass ein Familienmitglied, Kollege oder Freund hochsensibel ist, sprich ihn auf seine Hochsensibilität einmal an und lass dir erklären, wie sich diese bei ihm zeigt. Wie gesagt, nicht jeder erlebt seine Hochsensibilität auf dieselbe Art und Weise. Zeige Interesse am Thema und lass dir erklären, was es für deinen Kollegen oder Freund bedeutet, hochsensibel zu sein. Frag nach den Schwierigkeiten, die die Hochsensibilität mit sich bringt, ebenso wie nach den Vorteilen, erkundige dich nach Situationen und Reaktionen, die du miterlebt hast und die bei dir Fragen aufgeworfen haben. Sei neugierig, interessiert und offen und verschaffe dir einen Überblick über das, was dein Gesprächspartner nicht mag und was er gerne hat. Auf diese Weise könnt ihr gemeinsame Aktivitäten besser planen und auf die Bedürfnisse des Einzelnen achten, ohne gleich Spaß einzubüßen.

Kapitel 6: Hochsensibilität in der Partnerschaft

In einer Partnerschaft sind Hochsensible ein wahrer Glücksgriff. Sie sorgen für Harmonie und Ausgeglichenheit, achten auf das Wohnbefinden des Partners und aller weiteren Familienangehörigen, haben immer einen Plan B parat und kümmern sich darum, dass alles möglichst zufriedenstellend verläuft. Bis zu diesem Punkt ist es jedoch für viele Hochsensible ein weiter und schwerer Weg, denn bei der Wahl des richtigen Partners sind sie zögerlich. Das hängt damit zusammen, dass sie oftmals Angst davor haben, sich für den falschen Partner zu entscheiden und auch davor, nicht den Mut aufzubringen, diesen gehen zu lassen. Einige haben bereits negative Erfahrungen gemacht und sich getrennt. Für Hochsensible ist eine Trennung oftmals nur sehr schwer zu verarbeiten und gleicht der Trauer um eine verstorbene Person. Dies gilt natürlich besonders, wenn nicht der Hochsensible selbst die Beziehung aufgelöst hat, sondern der Partner. Hochsensible versuchen meist bis zuletzt alle Möglichkeiten auszuprobieren, um wieder zurück in eine glückliche Beziehung mit demselben Partner zu finden. Eine Trennung ist für sie ausgesprochen schmerzhaft (vgl. Hensel, 2018, S. 141). In einigen Beziehungen ist es die Hochsensibilität selbst, die zum Problem wird. Dies gilt besonders, wenn der normalsensible Partner sehr lebhaft und extrovertiert ist. Auch wenn sich Gegensätze oftmals anziehen, so kann eine derartige Kombination zu Schwierigkeiten führen. Dem hochsensiblen Partner fehlen Ruhephasen und entspannte Momente. Er lässt sich zu Tätigkeiten hinreißen, die ihn psychisch zu sehr belasten und ermüden. Der normalsensible Partner kann dies unter Umständen nicht nachvollziehen, weiß von der Hochsensibilität des anderen vielleicht gar nichts und fühlt sich ausgebremst. Beide sind unglücklich und lösen die Beziehung auf. Das kommt selbstverständlich im Leben der meisten Menschen vor, denn selten ist es die erste Beziehung, die eine Partnerschaft bis ins hohe Alter mit sich bringt. Hochsensible Personen stellen hier jedoch eine Besonderheit dar.

Beide Partner sind hochsensibel

Selbstverständlich kann es auch geschehen, dass beide Partner hochsensibel sind. Wie bei jeder anderen Beziehung auch, so kann dies gut oder schlecht sein und bringt meistens einige gute und einige schlechte Aspekte mit sich. Was der eine in seinem hochsensiblen Partner sucht, kann der andere nicht immer verkörpern und umgekehrt ist es ebenfalls so. Der starke Mann, der Verantwortung trägt, sich einsetzt und beschützt, steckt nicht unbedingt in einem hochsensiblen Partner. Dennoch können sich auch Hochsensible in einer Partnerschaft wunderbar ergänzen und ausgezeichnet harmonisieren, denn für Gefühle und Zwischenmenschliches sind sie eben besonders empfänglich und verständnisvoll (vgl. Hensel, 2018, S. 156 f.). Partnerschaften mit zwei Hochsensiblen sind darum in der Regel sehr ruhig, bringen wenige Turbulenzen mit sich und wirken deswegen sehr harmonisch. Dabei kann es dennoch vorkommen, dass sich beide Partner in verschiedenen Situationen unwohl fühlen und Aufgaben übernehmen, die sie ablehnen. Hierbei wollen sie dem anderen eine Sache abnehmen, die dieser ebenfalls nicht mag, oder fühlen sich in eine Rolle hineingedrängt, die sie eigentlich gar nicht verkörpern möchten. Das Überspielen dieser Unzufriedenheit mag ihnen dabei ganz gut gelingen, bleibt dem hochsensiblen Partner jedoch nicht verborgen. Die Rücksichtnahme auf die Bedürfnisse des anderen ist in einer hochsensiblen Beziehung sehr groß und kann darum wiederum zu Schwierigkeiten führen. Das gilt natürlich besonders dann, wenn die Hochsensibilität bei beiden Partnern dazu führt, dass sie dieselben

Gefühle bezüglich ein und derselben Sache haben. Grundsätzlich ist dies etwas sehr Positives, kann aber manchmal zu Problemen führen, die darin münden, dass einer sich widerwillig zu etwas bereiterklärt, was er eigentlich gar nicht tun möchte. Auch hier ist das gemeinsame Gespräch und eine faire Lösung sehr wichtig. Obwohl sich die Hochsensibilität bei Männern und Frauen gleich zeigt, so tragen diese ihre Hochsensibilität nicht immer auf dieselbe Art und Weise nach außen. Besonders Männer versuchen sie zu verstecken und wollen der typischen Rolle des starken Mannes nachkommen. Viele von ihnen haben von der Hochsensibilität noch nie gehört und leugnen zunächst vehement, dass sie sensibel oder gar hochsensibel sind. Für Frauen ist es deswegen auch deutlich schwieriger zu erkennen, ob ihr Partner hochsensibel ist, denn er verhält sich unter Umständen völlig anders, als sie es von einem Hochsensiblen erwarten würde. Männer, die bereits von ihrer Hochsensibilität wissen und damit zumindest bei ihrem Partner offen umgehen, haben es diesbezüglich deutlich leichter und müssen sich nicht verstellen. Hochsensible Frauen, die den Eindruck haben, dass sich ihr Partner in seiner Haut nicht wohlfühlt und nicht der ist, für den er sich ausgibt, sollten das Gespräch suchen, um herauszufinden, woher diese Unzufriedenheit kommt. Die Hochsensibilität und ein damit verbundenes geringes Selbstwertgefühl sowie der Drang, das zu verbergen, könnten die Ursache sein. Ist diese erst einmal geklärt, wird die Beziehung in der Regel deutlich entspannter und einfacher (vgl. Hensel, 2018, S. 145).

Nur ein Partner ist hochsensibel

Der Partner ist der erste Ansprechpartner in nahezu allen Belangen. Umso wichtiger ist es, dass er von der Hochsensibilität des anderen weiß. Hierzu sollten beide Partner das Gespräch suchen. Der Hochsensible sollte für Fragen jeglicher Art offen sein und gleichzeitig möglichst genau erklären, wie sich die Hochsensibilität bei ihm äußert, welche Folgen eine Reizüberflutung hat, was er überhaupt nicht mag und worauf er viel Wert legt. Nur wenn der Partner verstanden hat, was es bedeutet hochsensibel zu sein, kann er Rücksicht darauf nehmen und verstehen, warum manche Situationen für Hochsensible nur schwer oder gar nicht zu ertragen sind. Nun könnte man natürlich sagen, dass Offenheit zu jeder Beziehung dazugehören sollte, doch bei Hochsensiblen ist dieses Thema eben besonders wichtig. Versteht der Partner nicht, was es bedeutet, hochempfindlich zu sein, kann dies häufig der Grund für eine Trennung sein. Eine Trennung macht jedoch in erster Linie dem Hochsensiblen zu schaffen und lässt ihn für längere Zeit allein sein. Weiterhin kann es für beide Partner schwierig sein, den Erwartungen an ihre Rolle gerecht zu werden, beziehungsweise diese an die Rolle des anderen anzupassen. So sind hochsensible Frauen zwar sehr einfühlsam, kümmern sich, hören zu und wissen Rat, sind andererseits aber meist auch konfliktscheu und handeln darum nicht immer aus Überzeugung, sondern um auszuweichen oder vielleicht sogar aus Angst. Sie suchen einen Partner, der sich vor sie stellt, sie schützt und sie gleichzeitig in dem bestärkt, was sie tun. Dies wiederum fällt hochsensiblen Männern eher schwer. Auch sie sind einfühlsam und rücksichtsvoll, legen Wert auf einen gerechten Umgang und zögern nicht, dem Partner unter die Arme zu greifen. Beim Beschützen und stark sein haben sie aber Schwierigkeiten und können den Erwartungen des anderen nicht immer gerecht werden. Sie teilen die Verantwortung lieber und möchten die Position des Familienoberhauptes nicht unbedingt einnehmen. So entstehen sowohl für Hochsensible, als auch für Normalsensible zwangsläufig Situationen, die sie nicht so meistern können, wie dies von ihnen erwartet wird (vgl. Hensel, 2018, S. 165 f.). Sprichst du offen über die Hochsensibilität, kannst du von Beginn an diese Situationen identifizieren und dir einen Schlachtplan zurechtlegen. Wird es stressig, ist der normalsensible Partner an der Reihe. Bei sensiblen Themen darf der hochsensible Partner ran. Auch wenn es in einer Beziehung normal sein sollte, dass man seinen Partner gut genug kennt, um ihn einschätzen zu können, so handelt es sich dabei meist um persönliche Vorlieben und Stärken beziehungsweise Abneigungen und Schwächen. Bei der Hochsensibilität kommt eine veränderte Wahrnehmung hinzu, die manche Dinge schlichtweg unmöglich macht. Hat der Partner dies verstanden und akzeptiert, so gibt es in der Beziehung keine Probleme, die auf die Hochsensibilität zurückzuführen sind. Vielmehr handelt es sich dann um eine völlig normale Beziehung, die ihre typischen Schwierigkeiten ebenso mit sich bringt, wie ihre schönen Momente.

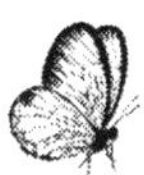

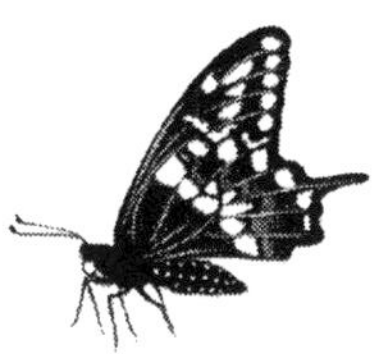

Die Partnersuche als hochsensibler Mensch

Hochsensible Personen sind Meister im Umgang und Erkennen von Gefühlen. Oftmals gilt dies weniger den eigenen Gefühlen als vielmehr denen anderer. Es müsste für Hochsensible darum umso leichter sein, den passenden Partner zu finden. So logisch dies scheint, so falsch ist es leider. Die Gabe, Gefühle richtig zu deuten und sich in andere hineinversetzen zu können ist bei der Partnersuche nämlich Fluch und Segen zugleich. Hochsensible sind ausgesprochen wählerisch und wollen sich nicht auf viele verschiedene potenzielle Partner einlassen, bis sie den richtigen gefunden haben. Sie haben Angst vor einer Enttäuschung, Angst davor, sich dem falschen Partner anzuvertrauen und mit ihm engen Kontakt zu haben. Darum sind sie besonders zu Beginn eher zurückhaltend, sehnen sich jedoch nach einer tiefergehenden Beziehung. Oberflächlichkeit kommt für sie nicht in Frage. Normalsensible sind diesbezüglich meist deutlich offener, lassen sich schneller auf eine Beziehung ein und lösen diese auch wieder auf, wenn sich die Liebe nicht so zeigt, wie sie dies wünschen. Hochsensible hingegen stellen klare Ansprüche und suchen gezielt nach jemandem, der diese Ansprüche erfüllt. Dass bei einigen dieser Ansprüche erst die Zeit zeigen wird, ob der Partner sie erfüllt, macht es für sie schwieriger, jemanden zu finden, mit dem sie zumindest probeweise eine Beziehung eingehen möchten. Das gilt in besonderem Maße für hochsensible Personen, die bereits große Enttäuschungen erlebt haben oder seit längerer Zeit alleine sind. Sie sehnen sich auf der einen Seite sehr nach einem Partner, fürchten sich auf der anderen Seite jedoch davor, diesen wieder zu verlieren. Die Partnersuche gestaltet sich so ausgesprochen schwierig und muss oftmals von guten Freunden angepriesen, vielleicht sogar eingeleitet werden, damit sie es überhaupt erst versuchen. Für die Partnersuche gilt, dass du als hochsensible Person mutig sein solltest. Es gibt immer die Möglichkeit, nach dem ersten Date nach einem anderen Partner zu suchen, wenn du das Gefühl nicht loswirst, dass dieser eine Partner nicht der richtige ist. Niemand zwingt dich dazu, gleich eine tatsächliche Partnerschaft einzugehen. Vertraue bei der Partnersuche auf deine Gefühle. Du bist hochsensibel und darum auf diesem Gebiet besonders begabt. Nutze diese Begabung, um früh zu entscheiden, ob dir dein potenzieller Partner sympathisch genug ist, um ihn näher kennenzulernen. Wenn nicht, setze die Suche solange fort, bis du einen solchen Partner gefunden hast. Bahnt sich eine Beziehung an, lerne deinen Partner intensiver kennen, beachte dabei jedoch deine Ruhephasen. Lass dich nicht in Situationen drängen, denen du normalerweise ausweichst, weil deine Hochsensibilität dir diese erschwert. Sprich mit deinem Partner über dein hochsensibles Empfinden. Erkläre genau, wie sich die Hochsensibilität bei dir äußert, wann sie dir dein Leben erleichtert und was du gut kannst. Verschweige aber auch nicht, dass du regelmäßig ruhige Momente benötigst und lege deine Schwächen offen auf den Tisch. Dein Partner sollte rechtzeitig von deiner Hochsensibilität erfahren und lernen, damit umzugehen. Sobald du das Gefühl hast, dass er sich von dir abwendet oder sich das intensive Gefühl der Liebe nicht einstellt, ist es an der Zeit, die Beziehung aufzulösen. Keinem ist geholfen, wenn du unglücklich in einer Partnerschaft bleibst. Kannst du die Probleme und Zweifel nicht durch kleine Änderungen der Beziehung lösen und scheint es deine Persönlichkeit oder die deines Partners zu sein, die der Liebe im Weg steht, sollte eine Trennung zwar für kurzzeitigen Schmerz sorgen, dich jedoch aus deiner unglücklichen Lage befreien. Kurzzeitigen und vielleicht auch intensiven Schmerz solltest du dem langanhaltenden schwachen Schmerz vorziehen. Je länger eine Beziehung anhält, desto schwieriger fällt eines Tages die Trennung. Handle darum früh, versuche vorab jedoch die Situation zu verändern, die Schuld an der Unzufriedenheit sein könnte. Innerhalb der Beziehung gilt natürlich, dass du deinen Partner so akzeptieren solltest, wie er ist. Ganz gleich wer von euch hochsensibel ist, die Persönlichkeit ist das, was uns definiert und zu dem macht, der wir sind. Dies zu verändern würde dazu führen, dass du die Person selbst veränderst und sie sich fortan für dich verstellen muss. Über kurz oder lang führt dies immer zu Komplikationen und macht unglücklich. Was in einer Beziehung von Normalsensiblen bereits nicht funktioniert, ist bei Hochsensiblen im Normalfall noch gravierender. Kannst du mit einigen Persönlichkeitsmerkmalen deines Partners wirklich gar nicht umgehen, finden sich vielleicht Wege, um diese zu umgehen und Situationen zu meiden, in welchen sie zum Vorschein kommen. Ansonsten gilt, dass die Rücksichtnahme für beide Seiten sehr wichtig ist, auf das hochsensible Wohlbefinden jedoch noch größere Wirkung zeigt und darum nicht vernachlässigt werden darf. Nur so könnt ihr beide in eurer Beziehung wirklich ganz aufblühen und glücklich werden.

Kapitel 7: Hochsensible Kinder

Die Hochsensibilität ist angeboren. Das bedeutet, dass bereits Neugeborene eine intensive Wahrnehmung haben, mit welcher sie lernen müssen zurechtzukommen. Viele Hochsensible wurden in der Kindheit als schüchtern bezeichnet, was sie in der Tat auch sind. Zurückzuführen ist dies auf die Hochsensibilität, die von etwa 70 Prozent aller Hochsensiblen eine introvertierte und ruhige Lebensweise fordert. An sich wäre dies überhaupt kein Grund, sich Sorgen zu machen oder der Meinung zu sein, dass mit dem Kind etwas nicht stimmen könnte. Der Anblick anderer, normalsensibler Kinder lässt Eltern, und häufig auch andere Erwachsene, jedoch aufhorchen (vgl. Vita, 2017, S. 21 f.). Sie wundern sich, warum das Kind nicht mit den anderen Kindern gemeinsam spielt, sondern lieber allein oder mit nur wenigen Kindern einer eher ruhigen Beschäftigung nachgeht, während alle anderen Kinder wild über den Spielplatz toben. Das mag auf Eltern beunruhigend wirken, soll sich doch ihr Kind möglichst normal entwickeln und nicht auffallen. Dabei liegt es in der Natur des Menschen, individuell zu sein. Ein ruhiges, schüchternes und zurückhaltendes Kind muss nicht umgepolt werden, um in der Welt bestehen zu können. Es benötigt Unterstützung, um sich auf seine Weise in eben dieser Welt zurechtzufinden.

Woran erkennt man hochsensible Kinder?

Wie schon beschrieben, so sind die meisten hochsensiblen Kinder grundsätzlich eher schüchtern und zurückhaltend. Sie bevorzugen ruhige Spiele, mit welchen sie sich lange und ausgiebig beschäftigen können. Ihre ausgeprägte Fantasie sorgt dabei dafür, dass sie mit ein und derselben Sache auf sehr vielfältige Weise spielen können. Wie auch erwachsene Hochsensible, so bevorzugen hochsensible Kinder den Umgang mit wenigen Menschen und meiden darum größeren Tumult. Sie haben weniger Freunde als normalsensible Kinder, pflegen diese Freundschaften dafür umso intensiver. Hochsensible Kinder sind in der Regel sehr sorgfältig und pflichtbewusst. Sie spielen und lernen konzentriert und erledigen ihre Arbeiten genau und ordentlich. Bereits im frühen Kindesalter können sie mit ungerechten Situationen nur schlecht umgehen und setzen sich für die benachteiligten Parteien ein oder stehen diesen tröstend bei. Rücksichtnahme und Respekt ist für sie eine natürliche Haltung und ein selbstverständlicher Umgang mit anderen. Darum hinterfragen sie andere Kinder und Erwachsene, wenn diese sich nicht entsprechend verhalten. Solche Situationen gehen ihnen oftmals sehr nahe und beschäftigen sie lange. Sie stellen Fragen zu Gerechtigkeit und dazu, was richtig und was falsch ist (vgl. Vita, 2017, S. 25 f.).

Aber natürlich sind auch hochsensible Kinder sehr offen für Reize und der damit verbundenen Erschöpfung. Strömen zu viele Reize auf sie ein, fühlen sie sich unwohl, können sich schlecht konzentrieren, leiden unter Kopf- oder Bauchschmerzen, weinen oder ziehen sich zurück. Für hochsensible Kinder, die von Erwachsenen in eine Situation gedrängt werden, in welcher zu viele Reize auf sie einströmen, ist eine Flucht aus der Situation meist der einzige Ausweg. Ist diese nicht möglich, reagieren sie individuell und häufig mit körperlichen Symptomen, wie sie auch bei Erwachsenen vorkommen, auf die zu viele Reize einströmen.

AD(H)S, Autismus oder doch hochsensibel?

Kinder mit Verhaltensauffälligkeiten waren ursprünglich eine Seltenheit, stellen heute jedoch keine Ausnahme mehr dar. Am häufigsten wird bei ihnen eine Aufmerksamkeitsstörung diagnostiziert. Leider werden Diagnosen wie ADS, ADHS oder Hyperaktivität oftmals zu voreilig getroffen, wodurch das Kind schnell in einer passenden Schublade verschwindet und entsprechend behandelt wird. Eltern von hochsensiblen Kindern müssen hier ganz besonders aufpassen, dass ihr Kind nicht zu vorschnell in eine dieser Schubladen gesteckt wird. Um dir die eigene Einschätzung zu erleichtern, findest du hier einige typische Merkmale von Hochsensibilität, AD(H)S und (Asperger-)Autismus, die eine Unterscheidung möglich machen. Kinder mit AD(H)S haben Schwierigkeiten, sich zu konzentrieren, können nicht verlieren, mögen bewegungsintensive Spiele, bei welchen es auch ruppiger zugehen darf, neigen zu Wutausbrüchen, sind eher unempfindlich gegenüber Schmerzen, sind weniger sorgfältig und können sich nur schwer auf Regeln und Routinen einlassen. Kinder mit (Asperger-)Autismus haben große Schwierigkeiten, empathisch zu sein und die Mimik und Körpersprache anderer zu verstehen. Kontakt zu anderen Personen wird dadurch deutlich erschwert, weshalb die meisten Kinder mit (Asperger-)Autismus keine oder nur wenige Freunde haben. Die Erhaltung dieser Freundschaft scheint ihnen wiederum sehr schwer zu fallen. Zusätzlich haben sie Schwierigkeiten, ihre eigenen Gefühle zu erkennen und zu deuten. Hochsensible Kinder können sich hingegen sehr gut in andere Personen einfühlen, ertragen es jedoch nur schwer, wenn diese traurig oder unglücklich sind. Das Gefühl der anderen kann schnell auf sie übergehen. Sie erkennen die Launen und Gefühle dieser Personen schneller als andere Kinder und versuchen zu helfen. Körperbetonte, schnelle Spiele mögen sie ebenso wenig, wie große Gruppen. Finden sie sich in derartigen Situationen wieder, ziehen sie sich nach Möglichkeit zurück oder verweigern die Teilnahme am Spiel (vgl. Hensel, 2018, S. 73 f.). Es gibt also in der Tat einige sehr deutliche Unterschiede zwischen Hochsensibilität, (Asperger-)Autismus und AD(H)S. In allen Fällen gilt natürlich, dass man den Willen und Wunsch eines Kindes respektieren und ihm nachkommen sollte, sofern dies möglich ist. Mit Ruhe und Ausdauer kannst du deinem Kind den Grund erklären, warum es etwas tun soll. Verweigert es dies und zeigt dabei auf seine Weise deutlich, dass es etwas nicht tun möchte, sollte jeder vernünftige Erwachsene diesen Willen respektieren und das Kind nicht zu etwas zwingen, was es nicht möchte. Besonders bei hochsensiblen Kindern ist dies jedoch von ausgesprochen großer Bedeutung. Eine starke Hand, welches das Kind vor solchen Situationen schützt und ihm beisteht, hilft ihm dabei, seine eigenen Gefühle zu akzeptieren und zu erkennen, dass es in Ordnung ist, etwas zu verweigern, was es wirklich nicht möchte. Dadurch wird das Selbstwertgefühl gestärkt und das hochsensible Kind lernt, wie es zukünftig auch ohne die Hilfe eines Erwachsenen für sich selbst einstehen kann.

Die richtige Erziehung hochsensibler Kinder

Wie bei allen Kindern, so gilt auch bei hochsensiblen Kindern, dass sie liebevoll und mit dem richtigen Maß an Strenge erzogen werden sollten. Sie sollten Regeln und Grenzen kennen und achten, werden jedoch häufiger nach dem Grund dafür fragen. Anders als bei vielen normalsensiblen Kindern, stellen sie diese Fragen hingegen, um zu verstehen, warum es die Regeln und Grenzen gibt und nicht etwa, um diese zu kritisieren. Hochsensible Kinder wollen verstehen, was sie bewegt, und stellen darum oftmals auch philosophische Fragen. Trauern sie um ein Tier oder einen Menschen, so stellen sie schnell Fragen über den Tod und das Leben und sind wesentlich empfänglicher für religiöse und spiritistische Erklärungen. Hochsensible Kinder, die über ein gesundes Selbstvertrauen verfügen, scheuen sich nicht davor, Regeln infrage zu stellen, wenn sie deren Sinnhaftigkeit absolut nicht nachvollziehen können. Eltern, Erzieher und Lehrer müssen sich in solchen Fällen auf einen hartnäckigen

Gesprächspartner einstellen, dem sie am Ende möglicherweise sogar Recht geben müssen.
Zur liebevollen Erziehung gehören bei hochsensiblen Kindern vor allem eine ruhige Atmosphäre und eine ausgeprägte Rücksichtnahme auf die Bedürfnisse des Kindes. Eltern sollten die Talente ihrer Kinder fördern und ihnen zeigen, wie sie mit ihrer Hochsensibilität Situationen meistern können, die sie andernfalls überfordern würden. Stressbewältigungsstrategien, ausreichend Schlaf und Erholungsphasen sind für hochsensible Kinder ausgesprochen wichtig und helfen ihnen dabei, sich normal zu entwickeln und mit ihrer Hochsensibilität zurechtzukommen. Besonders hochsensible Jungen, die das in der Gesellschaft vorherrschende Bild des starken und tapferen Mannes erfüllen sollen, brauchen Hilfe, um sich so zu akzeptieren, wie sie sind. Sie müssen lernen, ihre Hochsensibilität als Stärke zu erkennen und diese zu ihrem Vorteil zu nutzen. Hierfür benötigen sie ein Vorbild, dem sie nacheifern können und welches ihnen zeigt, wie sie für sich und andere einstehen können. Vor allem aber müssen hochsensible Jungen verstehen, dass es nicht schlimm ist, sensibel zu sein, sondern im Gegenteil etwas Gutes ist, sich in andere Personen hineinversetzen zu können und Wahrnehmungen umso intensiver zu erleben (vgl. Hensel, 2018, S. 86 f.). Da viele hochsensible Kinder diese Erziehung nicht in ausreichendem Maße erfahren, entwickeln sie sich häufig zu schüchternen und zurückhaltenden Menschen, die Schwierigkeiten damit haben, Nein zu sagen und sich selbst zu akzeptieren und zu schützen. Sie stoßen vielleicht irgendwann auf das Thema der Hochsensibilität und haben dann unter Umständen dasselbe Aha-Erlebnis wie du beim

Lesen dieses Buches. Sie erkennen, warum sie sich immer fehl am Platz gefühlt haben und irgendwie nicht in diese Gesellschaft hineingepasst haben. So schön dieses Gefühl auch ist, so sehr kannst du deinen Kindern ersparen, irgendwann selbst diese Erkenntnis zu haben. Ermögliche ihnen eine maßgeschneiderte Kindheit, in welcher sie sich zu einer starken hochsensiblen Persönlichkeit entwickeln können, die gelernt hat, ihre Hochsensibilität gezielt einzusetzen, ohne selbst darunter zu leiden. Im Grunde unterscheidet sich die Erziehung hochsensibler Kinder gar nicht von der aller anderen Kinder. Du musst sie individuell an dein Kind anpassen und da jedes Kind anders ist, sieht auch die Erziehung immer anders aus. Dennoch gibt es Bereiche, auf welche Eltern hochsensibler Kinder besonders achten müssen. Da diese Kinder sehr verletzlich sind und sich bei einer zu strengen Erziehung nicht richtig entwickeln können, kannst du tatsächlich einige Fehler machen, die es deinem Kind deutlich erschweren, sich und seine Hochsensibilität zu akzeptieren. Es bist jedoch nicht nur du, der auf die Erziehung deines Kindes Einfluss hat. Auch Erzieher, Lehrer, Freunde und andere Personen wirken sich auf die Entwicklung aus und können sowohl negativ als auch positiv auf das Kind einwirken (vgl. Hensel, 2018, S. 90 f.). Eine vorsichtige Überprüfung und Kontrolle des Umfeldes sind darum sinnvoll. Du solltest hierbei jedoch darauf verzichten, einzelne Personen vom Umgang mit deinem hochsensiblen Kind auszuschließen. Bedenke immer, dass dein Kind selbst lernen muss, sich zurechtzufinden. Du kannst es dabei unterstützen und solltest es in gewissen Situationen auch beschützen. Sämtliche negativen Einflüsse zu entfernen, trägt jedoch nicht dazu bei, dass dein Kind lernt, sich in jeder Situation angemessen zu verhalten. Spätestens als Erwachsener wird sich dein Kind selbst behaupten müssen und sollte darum in seiner Kindheit und Jugend ein ausgeprägtes Selbstbewusstsein mit klaren Werten entwickeln. Dies kann nur erreicht werden, wenn es sich auch in Situationen wiederfindet, welche es grundsätzlich ablehnt und mit welchen es nur schwer zurechtkommt. Das Vorbereiten auf und der Umgang mit solchen Situationen gilt es zu trainieren, nicht zu meiden.

Tipp für Eltern hochsensibler Kinder

Wie beschrieben, so solltest du auf eine ausgeglichene und liebevolle Erziehung setzen und die Stärken deines Kindes ebenso fördern, wie ihm beim Verbessern seiner Schwächen zu helfen. Lehre dein Kind, Nein zu sagen und sich zur Wehr zu setzen, wenn es zu etwas gezwungen wird, was es nicht möchte. Erkläre ihm, warum die Dinge so sind, wie sie sind. Nimm Rücksicht darauf, dass dein hochsensibles Kind Zeit benötigt, um komplexe Abläufe und Situationen zu hinterfragen und vollständig zu verstehen. Zeige ihm Wege, um eine Reizüberflutung zu erkennen und zu überstehen. Plane feste Routinen in seinen Tagesablauf ein und achte darauf, dass es genügend Zeit für Pausen hat und ausreichend Schlaf bekommt. Setze dich für dein Kind ein, wenn du merkst, dass es die Kraft oder den Mut nicht hat, sich selbst zu wehren und bestärke es im Anschluss, beim nächsten Mal etwas zu sagen oder zu tun. Begrenze den Umgang mit modernen Medien, um nicht ungewollt eine Reizüberflutung hervorzurufen, die durch das, was Kinder auf einem Bildschirm sehen können,

entstehen kann. Stehe deinem hochsensiblen Kind in schwierigen Situationen wie einem Schulwechsel oder einem Todesfall besonders bei und sei offen für die Beantwortung von Fragen, die es diesbezüglich hat. Bestärke es darin, dass seine Gefühle in Ordnung sind und es diese auch zeigen darf. Befürworte den Umgang mit Freunden und ermögliche deinem Kind, seine Freundschaften intensiv zu pflegen. Erwarte nicht, dass es viele Freunde mit nach Hause bringt, sondern ermutige es darin, diejenigen Kinder einzuladen und zu besuchen, mit denen es besonders gerne spielt.
Bestärke es dennoch darin, neue Kontakte zu knüpfen und auf diesem Wege andere Personen mit anderen Vorlieben zumindest kennenzulernen. Stehe deinem hochsensiblen Kind vor allem dann bei, wenn es sich zum Erwachsenen entwickelt, beginnt, einen Beruf zu erlernen und aus dem Elternhaus auszieht. Gerade in diesen ersten Jahren brauchen hochsensible Kinder - auch wenn sie schon erwachsen sind - Bestärkung durch ihre Eltern, das Richtige zu tun. Sie werden es nicht immer zugeben wollen, doch ein wenig Hilfe und Beistand von Mama und Papa tun ihnen gut und geben ihnen neuen Mut, ihr Leben selbst in die Hand zu nehmen.
Kurz gesagt: Hilf deinem Kind dabei, seine Hochsensibilität zu erkennen und zu schätzen und bringe ihm bei, wie es damit umgehen kann, um ein glückliches Leben zu führen, in welchem die Hochsensibilität kein Problem darstellt.

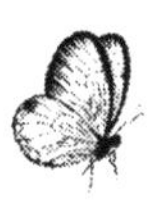

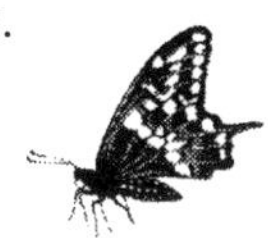

Kapitel 8: Hochsensibilität im Beruf

Joballtag als Hochsensibler

Wie du dir sicher denken kannst, vielleicht sogar längst selbst erfahren musstest, stellt die Hochsensibilität im Berufsleben eine Besonderheit dar. Dies zeigt sich auf sehr unterschiedliche Art und Weise. Natürlich können auch Hochsensible grundsätzlich jeden Beruf ausüben und darin glücklich sein. Die unterschiedliche Ausprägung der Hochsensibilität und der geübte Umgang mit herausfordernden Situationen sorgen dafür, dass Hochsensible sich hier grundsätzlich nicht einschränken müssen. Wie bei allen Personen - auch bei Normalsensiblen - spielen bei der Wahl des richtigen Berufs vor allem persönliche Vorlieben und Abneigungen eine Rolle. Dennoch sind sich Hochsensible in mancherlei Hinsicht sehr ähnlich, sodass es in der Tat einige Gemeinsamkeiten gibt, die sich auf die Berufswahl auswirken kann. Die erhöhte Empfindlichkeit sorgt meist dafür, dass hektische Berufe, Berufe mit großer Lautstärke oder grellen Lichtreizen oder Berufe, in welchen man nichts Gutes bewirken kann, von

Hochsensiblen eher abgelehnt werden. Umgekehrt zieht es hochsensible Persönlichkeiten in Berufe, in denen sie anderen Menschen helfen können, kreativ sein dürfen oder in einem entspannten Umfeld arbeiten können (vgl. Hensel, 2018, S. 183 f.).

Gut geeignete Berufe für hochsensible Menschen

Da die Hochsensibilität selbst sich in verschiedenen Kategorien zeigen kann, unterscheiden sich auch die einzelnen Berufe, die für Hochsensible typisch sind, voneinander. Im Folgenden findest du eine Übersicht über passende Berufe für hochsensible Personen. Bedenke, dass es sich lediglich um Berufe handelt, die besonders gut zu Hochsensiblen passen und in welchen sich vermehrt Menschen mit einer Hochsensibilität wiederfinden. Selbstverständlich kannst du auch jeden anderen Beruf wählen und darin glücklich werden.

Hören und Sprechen

Alle Berufe, die mit Sprache oder Ton zu tun haben, kommen für Hochsensible in den Bereichen Hören und Sprechen in Frage. Dazu gehören unter anderem der Beruf des Schauspielers, Musikers, Schriftstellers, Übersetzers, Tontechnikers, Journalisten und Logopäden.

Sehen

Zu den typischen Berufen für visuell veranlagte hochsensible Personen zählen Maler, Designer, Fotograf, Friseur, Architekt und Raumausstatter.

Riechen und Schmecken

Koch, Parfümeur oder Aromatherapeut sind Berufe, die für Hochsensible in Frage kommen, welche einen ausgeprägten Geruchs- und Geschmackssinn besitzen.

Fühlen, Berühren und Tasten

Arbeitest du gerne mit deinen Händen und hast ein ausgeprägtes Empfinden von Berührungen, so könnte beispielsweise der Beruf des Masseurs, Ergotherapeuten, Kinesiologen, Akkupunkteurs, Handwerkers, Bäckers oder Instrumentenherstellers etwas für dich sein.

Körperbewegungen

Gehörst du zu den Hochsensiblen, die ein besonderes Verständnis für Körperbewegungen haben, so gibt es eine Reihe von Berufen, die dir gefallen könnten. Dazu zählen unter anderem der Beruf als Physiotherapeut, Masseur, Tänzer, Athlet und Lehrer für Sport, Yoga oder ähnliche körperbetonte Aktivitäten.

Zwischenmenschliches

Wenn du in erster Linie große Empathie empfindest und anderen helfen möchtest, sind grundsätzlich alle Berufe für dich geeignet, in welchen du Kontakt zu anderen Menschen hast. Dazu gehört der Beruf der Krankenschwester, des Arztes, Heilpraktikers, Psychologen, Coachs und Pädagogen.

Selbstverständlich kannst du anhand der gängigen Berufsbeschreibungen entscheiden, welcher Beruf zu dir passt. Auch Fragebögen, in welchen du deine Vorlieben und Abneigungen angibst, können dir dabei helfen, herauszufinden, welcher Beruf in Frage kommen könnte. Deine Hochsensibilität spielt dabei zunächst eine untergeordnete Rolle. Vielmehr sind es die Bedingungen, unter welchen du arbeitest, die dir eine finale Entscheidung erleichtern oder erschweren können.

Die besten Arbeitsbedingungen für Hochsensible

Wie du selbst weißt und hier zu Beginn des Kapitels auch beschrieben wurde, gibt es Arbeitsbedingungen, die das konzentrierte und zufriedenstellende Arbeiten stark erschweren können. Dazu zählt bei Hochsensiblen nahezu immer ein unruhiges Arbeitsumfeld. Häufige Unterbrechungen durch Kollegen oder Kunden werden ebenso als störend empfunden wie schlechte Stimmungen, ständig wechselnde Aufgaben oder Hektik. Viel wichtiger ist ein ruhiger Arbeitsplatz mit einem geregelten Tagesablauf. Regelmäßige Erholungsphasen gehören unbedingt dazu. Auch der Kontakt zu den Kollegen ist für Hochsensible wichtig, sollte aber den Arbeitsfluss nicht stören. Ein schön gestalteter Raum sowie bequeme Büromöbel und Arbeitskleidung zählen ebenfalls zu den wichtigen Faktoren eines zufriedenstellenden Arbeitsplatzes. Weiterhin sind es die Umstände, die manche Berufe und Arbeitsplätze mit sich bringen, die das Arbeiten für Hochsensible erschweren können. Großer Zeitdruck, zu viele Aufgaben, ungerechte Behandlung, Mobbing, die Arbeit an Projekten, die man selbst ablehnt, Einschränkung von Kreativität und Schichtarbeit verkraften viele Hochsensible eher schlecht (vgl. Hensel, 2018, S. 184 f.). Viele dieser Punkte kannst du selbst erst erkennen, wenn sie bereits eingetreten sind. Gerade wenn dir dein Beruf große Freude bereitet, können es die Umstände sein, unter welchen du arbeiten musst, die dir hier einen Strich durch die Rechnung machen. Deine Leistung entspricht dann nicht mehr der, die du normalerweise zeigst und die

Zufriedenheit lässt bei dir, vielleicht aber auch bei deinem Vorgesetzten nach. Den Grund für diesen Leistungsabfall erkennst du möglicherweise nicht, weil er nicht direkt mit der eigentlichen Arbeit zusammenhängt. Besonders für Hochsensible ist ein intaktes und entgegenkommendes Arbeitsumfeld wichtig. Du solltest selbst darauf viel Wert legen und dich schnellstmöglich darum kümmern, dass eventuelle Probleme beseitigt werden. Wenn es nötig ist, kannst du mit deinem Vorgesetzten über deine Hochsensibilität und den damit verbundenen sinnvollen Arbeitsbedingungen sprechen. Oftmals sind die Veränderungen, die du selbst vornehmen kannst, jedoch so klein, dass du keinem deiner Kollegen oder Vorgesetzten von deiner Hochsensibilität erzählen musst. Da es nach wie vor häufig als etwas Negatives angesehen wird, sensibel zu sein, solltest du diesen Punkt gerade auf der Arbeit besser nicht ansprechen. In der Regel kannst du dies leicht umgehen, indem du einfach anmerkst, dass es gewisse Dinge gibt, die dir das konzentrierte Arbeiten erschweren oder erleichtern. Am Ende wollen Chefs, dass die Arbeit so ausgeführt wird, wie es ursprünglich gedacht war. Ob du dafür mit einem Gehörschutz im Großraumbüro sitzt oder dir ein schönes Bild an die Wand hängst, spielt da keine Rolle.

Hochsensible Arbeitskollegen

Selbstverständlich kannst du auch Kollegen haben, die hochsensibel sind. Im Umgang mit ihnen wird dir das wohl kaum auffallen, denn am Arbeitsplatz arbeitet ihr in erster Linie zusammen. Deine hochsensiblen Kollegen haben vielleicht diverse Angewohnheiten, die ein Normalsensibler nicht hat. Sie schreiben sich morgens eine Liste mit allem, was sie an diesem Tag erledigen müssen, legen großen Wert darauf, dass sie mitten in der Arbeit nicht gestört werden oder können den Geruch deines Lieblingsessens nicht ausstehen. Fachlich sind sie jedoch von anderen Kollegen kaum zu unterscheiden. Sie erledigen ihre Arbeit gewissenhaft und gut und halten sich in Gruppen oftmals eher zurück oder bringen sich erst ein, wenn alle bisherigen Lösungsvorschläge im Sande verlaufen sind. In den Pausen und nach Feierabend wirst du die Hochsensibilität eher bemerken. Geht es dir schlecht, sind sie die ersten, die sich um dich kümmern und versuchen, dir zu helfen. Betriebsfeiern meiden sie und sind bei privaten Gesprächen unter Kollegen darum eher still. Ganz gleich, wie oft sie auch eingeladen werden, sie lehnen gemeinsame Veranstaltungen am liebsten ab. Dadurch befördern sie sich oftmals selbst ins Abseits, fühlen sich jedoch auf einer Betriebsfeier mit vielen Kollegen einfach nicht wohl. Du als Kollege kannst dagegen wenig tun und solltest auf keinen Fall dazu übergehen, den hochsensiblen Kollegen damit aufzuziehen, dass er sich nicht für dich und deine übrigen Kollegen interessiert und sich lieber enthält. Hochsensiblen Personen geht es nicht darum, ausgegrenzt zu werden, sondern darum, sich möglichst wenigen Reize auszusetzen, mit denen sie nicht zurechtkommen. Besonders in der Gegenwart der Kollegen, bei welchen sie nicht als Versager oder Weichei gelten wollen, möchten sie sich nicht mit einer Reizüberflutung konfrontiert sehen. Du kannst deine hochsensiblen Kollegen dabei unterstützen, indem du ihnen ihren Rückzug nicht übelnimmst und stattdessen ein gemeinsames Treffen im kleinen Kreis, vielleicht auch nur zu zweit vorschlägst. In der Mittagspause gemeinsam essen zu gehen oder nach Feierabend noch einen Spaziergang zu machen, kommt bei Hochsensiblen deutlich besser an, als wilde Partys mit vielen anderen Personen. Dennoch solltest du sie über solche Feiern auf dem Laufenden halten und ihnen davon erzählen, sodass sie informiert bleiben und sich nicht durch mangelndes Wissen ausgrenzen. Nicht immer muss man dabei gewesen sein, um mitreden zu können. Weiterhin solltest du die Arbeitsweise und die Eigenheiten deiner hochsensiblen Kollegen respektieren. Es mag dir nicht einleuchten, warum du an der offenen Bürotür klopfen musst oder warum einer deiner Kollegen ausgesprochen schreckhaft ist, du solltest dein Wissen jedoch nicht dazu nutzen, deine Kollegen zu ärgern. Sicher ist es ab und an völlig in Ordnung, ein Späßchen zu machen, vielleicht auch auf Kosten eines Kollegen. Hochsensible verstehen Spaß, sie erkennen diesen manchmal jedoch nicht sofort. Besonders bei neuen Kollegen, die sie noch nicht ausreichend kennen, um sie korrekt einschätzen zu können, können solche Späße missverstanden werden. Nimm deine hochsensiblen Kollegen darum nicht zu oft auf den Arm und tue dies auch nicht jedes Mal vor anderen Kollegen. Hier fühlen sich Hochsensible schnell bloßgestellt, was nicht zu einem guten Arbeitsklima beiträgt.

Hochsensible in einer Führungsposition

Hochsensibilität und Führungspositionen schließen sich nicht aus. Es gibt jedoch einige Besonderheiten, die hier zum Tragen kommen. Selbstverständlich ist es vor allem die zuverlässige und gute Arbeitsleistung, die Hochsensible für Führungspositionen qualifizieren. Aber auch ihr Talent für zwischenmenschliche Beziehungen und ihr daraus resultierender Umgang mit Kollegen sprechen für sich. Gerade wenn eine hochsensible Person in einem Beruf arbeitet, in welchem sie sich wohl fühlt und ihre Hochsensibilität voll ausleben kann, kommt es häufig zur Besetzung einer Führungsposition. Je nach Beruf kann dies jedoch einige Schwierigkeiten mit sich bringen und dich als Hochsensibler vielleicht sogar unglücklich machen.

In einer Führungsposition hast du selbstverständlich mehr zu sagen und musst Entscheidungen treffen. Letzteres gehört nicht zu den Stärken von Hochsensiblen. Gerade große und schwerwiegende Entscheidungen schieben sie meist hinaus und scheuen sich, diese zu treffen. Bevor nicht ein ausgeklügelter Plan B in Sicht ist, möchten sie derartige Entscheidungen nicht treffen. Dies kann sich negativ auf die Sache auswirken und von Kollegen als deutliche Schwäche wahrgenommen werden. Sind andere Mitarbeiter betroffen, wollen Hochsensible die bestmögliche Entscheidung treffen, fragen diese Mitarbeiter mitunter sogar um ihre Meinung und ihre Wünsche. Was an sich eine gute und faire Eigenschaft ist, kann von Personen in höheren Positionen jedoch ebenfalls als negativ eingeschätzt werden. Immerhin wurde die Entscheidungsfindung dem Hochsensiblen in der Führungsposition überlassen (vgl. Hensel, 2018, S. 188 f.).

Weiterhin kann ein gutes Verhältnis zu den Kollegen dadurch zerstört werden, dass du eine Führungsposition innehast. Als Kollege mit mehr Macht, wirst du mitunter nicht mehr zu sehr integriert, da es sich niemand mit dir verscherzen will. Aus dem ursprünglich sehr kollegialen, fast schon freundschaftlichen Umgang wird so ein kühler distanzierter Umgang. All das wirkt sich natürlich auf dein eigenes Wohlbefinden und deine Zufriedenheit aus. In der neuen Position kannst du dich schnell überfordert, ausgegrenzt und schlichtweg unwohl fühlen. Die Arbeit, die dich bisher so erfüllt hat, muss nun immer häufigen anderen Dingen weichen, die du gar nicht unbedingt tun möchtest. Aus deinem Traumjob kann auf diese Weise schnell ein Alptraum werden. Doch selbstverständlich muss das nicht so sein. Du kannst in einer Führungsposition auch regelrecht aufblühen und glänzen und dich noch mehr hervortun als bisher schon. Hierfür ist es jedoch wichtig, dass du vor Antritt deiner neuen Position genau weißt, welche Aufgaben dich erwarten. Versuche den guten Kontakt zu deinen Kollegen so weit wie möglich aufrecht zu erhalten und verändere den Umgang mit ihnen nicht. Du magst in der Position aufgestiegen sein, doch im Umgang bleibst du gleich, wirst vielleicht sogar umgänglicher. Achte in deiner Führungsrolle auch darauf, diese zur Zufriedenheit aller auszufüllen. Gib Arbeit ab, die dir andernfalls über den Kopf wächst. Hole dir besonders zu Beginn Rat ein, wenn du dir unsicher bist oder bei Entscheidungen nicht genau weißt, welche diejenige ist, die im Interesse des Unternehmens ist. Vor allem aber solltest du ein wenig von deinem Perfektionismus ablegen, besonders bei kleinen und eher unwichtigen Dingen. Hast du den Eindruck, dass sich Entscheidungen als falsch herausstellen werden oder etwas nicht so läuft, wie du es dir vorstellst, behalte es nicht aus Angst für dich, sondern wende dich an deinen Vorgesetzten. Erkläre ihm, dass du das Gefühl hast, einen Fehler gemacht zu haben und bitte um Hilfe, um diesen zu beheben. Sollte sich dies als Irrtum herausgestellt haben, ist es nicht weiter tragisch. Täuscht dich dein Gefühl nicht, bleibt auf diese Weise meist noch Zeit, um einzugreifen und zu retten, was zu retten ist. Dazu gehört dann oftmals auch deine Führungsrolle. Lerne aus deinen Fehlern und nimm sie dir nicht zu sehr zu Herzen.

Hochsensibel und selbstständig tätig

Da es für manche Hochsensible eine Herausforderung darstellt, mit Kollegen und Vorgesetzten zurechtzukommen, entscheiden sich einige von ihnen, in die Selbstständigkeit einzutreten. Dabei erleben sie die größtmögliche Freiheit, können sich ihre Kunden aussuchen und Aufträge ablehnen, die ihnen widerstreben. Sie müssen nicht in einem Großraumbüro mit einer überwältigenden Anzahl an Reizen arbeiten und können sich gegebenenfalls sogar ihre Arbeitszeit frei einteilen und den Ort beliebig wählen (vgl. Hensel, 2018, S. 222 f.). Die Selbstständigkeit bringt allerdings ihre ganz eigenen Herausforderungen mit sich, die auch für Normalsensible keine leichte Hürde darstellen. Hierbei ist vor allem die Bereitschaft zum Risiko ein entscheidender Faktor, an welchem die Selbstständigkeit für Hochsensible schnell scheitern kann. Sicherheit und ein ausgeklügelter Plan B gehören für Hochsensible zum Alltag. Natürlich ist das auch bei der Selbstständigkeit grundsätzlich eine gute Eigenschaft, um nicht alles zu verlieren und auf die Nase zu fallen.

Doch manchmal sind es die riskanten Entscheidungen, die dich nach vorne bringen. Zu viel Sicherheit kann dafür sorgen, dass du gar nicht erst zum Ziel kommst. In einer Festanstellung entscheiden meist andere darüber, ob diese Risiken eingegangen werden. Du bist dann lediglich derjenige, der entsprechend der beschlossenen Sache handelt. In der Selbstständigkeit bist aber du es, der darüber entscheiden muss, ob du überhaupt ein Risiko eingehst. Derartige Entscheidungen werden von Hochsensiblen meist sehr lange durchdacht und hinausgezögert, was am Ende häufig darauf hinausläuft, dass sie das Risiko eben doch nicht eingehen, vielleicht auch nicht mehr eingehen können, weil sie ihre Entscheidung zu spät gefällt haben. Nichtsdestotrotz kann auch die sichere Variante zu einer gelungenen Selbstständigkeit führen. Ob du dich als Hochsensibler traust, diesen Schritt zu wagen, hängt wiederum davon ab, ob du das Risiko eingehen willst, am Ende damit zu scheitern.

Karrieretipp für Hochsensible

Bist du mit deinem Beruf oder deinen Arbeitsbedingungen unzufrieden und hast den Eindruck, dass dies mit deiner Hochsensibilität zusammenhängt, scheue dich nicht und hinterfrage deine Arbeit. Sei ganz du selbst und wäge ab, welche Alternativen du hast. Vielleicht kommst du mit deiner Arbeit besser zurecht, wenn du weniger gestört wirst. Richte nach Möglichkeit eine Zeit ein, in welcher du keine Telefongespräche entgegennimmst, Kollegen dich nicht stören sollen oder du eine täglich anfallende Arbeit erledigst. Reicht dies nicht aus, sprich mit deinem

Vorgesetzten darüber, dass du dich in einem eigenen Büro oder unter anderen Arbeitsbedingungen besser konzentrieren kannst und damit leistungsfähiger bist. Möglicherweise kann er dir eine Lösung anbieten. Solltest du mit der Wahl deiner Arbeit grundsätzlich unzufrieden sein, so bleibt dir immer die Möglichkeit, etwas Neues zu lernen, vielleicht aber auch einfach bloß den Arbeitgeber zu wechseln. Traue dich und bewirb dich um eine andere Stelle. Bedenke immer, dass du am Ende notfalls auch absagen kannst, falls du es dir anders überlegst. Du gehst mit einer Bewerbung demnach kein Risiko ein. Im schlimmsten Fall bist du auch mit deiner neuen Stelle nicht glücklich. Damit ist dein Problem zwar nicht gelöst, du hast dir aber auch kein neues geschaffen. Sei darum mutig und versuche es zumindest.

Kapitel 9: Hochsensibilität & Gesundheit

Die ausgeprägte Wahrnehmung verschiedenster Reize führt bei vielen Hochsensiblen zu einer besonderen Beziehung mit dem eigenen Wohlbefinden und der Gesundheit. Sie fühlen sich bei Krankheiten oftmals schlechter als dies normalerweise der Fall sein sollte. Ähnlich wie bei Männerschnupfen, welcher Männer scheinbar viel stärker beeinflusst, leiden auch Hochsensible stärker unter den Symptomen. Auch dies ist wieder zurückzuführen auf die intensive Wahrnehmung selbst. Die Kopfschmerzen lassen sich eben einfach nicht ausblenden und der Hustenreiz ist so störend, dass auch ein Ablenkungsversuch nicht dazu beiträgt, dass sich die Betroffenen zumindest nicht ganz so schlecht fühlen. Während Hochsensible ohnehin mehr Ruhephasen benötigen, sind es vor allem Zeiten der Krankheit, in welchen sich dies bemerkbar macht. Sofern es die Symptome und die Lebensumstände zulassen, schlafen Hochsensible, die mit einer Krankheit zu kämpfen haben, deutlich mehr und unterstützen ihren Körper auf diese Weise effektiv bei der Genesung. Grundsätzlich ist dies allen Menschen zu empfehlen, ganz gleich, wie sensibel sie sind. Hochsensible scheinen jedoch geradezu nach Schlaf und Ruhe zu lechzen und sind kaum noch zu etwas anderem fähig. Wobei dies natürlich ganz von der Krankheit und dem Krankheitsverlauf abhängt. In den letzten Tagen einer Erkältung sind auch Hochsensible wieder zu mehr Aktivitäten fähig. Interessant ist, dass viele hochsensible Personen schon deutlich früher erkennen, dass sich bei ihnen Viren und Bakterien ausbreiten, als dies bei Normalsensiblen der Fall ist (vgl. Böttcher u.a. 2018, S. 174 f.). Ihnen fällt eher auf, dass etwas nicht stimmt und auch wenn sie nicht sofort benennen können, was genau passiert, wo die Ursache liegt und wozu sich die ersten Symptome entwickeln werden, so wissen sie doch, dass sie bereits in diesem frühen Stadium handeln können. Häufig tun sie dies auch und gönnen sich zumindest ein wenig Ruhe, um den Körper bereits beim Ausbruch der Krankheit genügend Kraft zur Verfügung zu stellen, um sich zu wehren. Als Unterstützung wählen Hochsensible gerne bewährte Hausmittel oder greifen auf naturheilkundliche Verfahren zurück. Sie unterstützen die eigenen Abwehrkräfte von Anfang an bei der Bekämpfung der Krankheitserreger, um die eigentliche Krankheit möglichst wenig mitzuerleben. Natürlich klappt dies nicht immer und viele Hochsensible unternehmen bei Krankheiten gar nichts, sondern warten, bis diese vorübergehen. Sie sind es jedoch auch, die von einer Krankheit stärker mitgenommen werden, sie unter Umständen auch länger spüren, als dies eigentlich üblich ist. Der Grund dafür ist die Hochsensibilität. Wie eingangs erwähnt, reagieren Hochsensible aber auch auf die passende Medizin häufig empfindlich und vertragen deren Wirkstoffe nicht sehr gut. Nebenwirkungen und Überreaktionen sind für sie fast schon normal und eine geringere Dosis derselben Medizin führt bei ihnen häufig bereits zu einem guten Ergebnis mit weniger negativen Auswirkungen. Da die Hochsensibilität aber in der Medizin wenig Beachtung findet, leiden viele Hochsensible bei der Einnahme von Medikamenten tatsächlich mehr, als dass diese ihnen helfen. Schuld daran ist sicher auch die schnelle Empfehlung der Ärzte zur Einnahme von Medikamenten, wie sie heutzutage gehandhabt wird. Eine Erkältung lässt sich auch ohne Medizin überstehen. Hustensäfte, Nasensprays und Co. lindern lediglich die Symptome.

Hochsensibilität & Angststörungen

Ein Großteil aller hochsensiblen Personen hat mit Ärzten bereits negative Erfahrungen gemacht. Einige von ihnen scheinen sich überhaupt nicht an gute Erfahrungen erinnern zu können. Wer von Ärzten grundsätzlich missverstanden oder nicht ernst genommen wird, tendiert dazu, sich von ihnen fernzuhalten. Wenn überhaupt, so vertrauen sie sich einem Facharzt für Naturheilkunde an. Hierbei sind die Wirkstoffe meist in geringerer Dosis vorhanden und schlagen nicht bei jeder Person im gleichen Maße an. Hochsensible haben so die Möglichkeit, sich an die richtige Arznei und die korrekte Dosis heranzutasten und finden häufig einen Arzt, der ihnen zuhört. In der Naturheilkunde geht es schließlich vor allem um die Aktivierung der Selbstheilungskräfte. Natürlich gibt es Krankheiten, bei denen Betroffene nicht um starke Medikamente oder gar Operationen herumkommen, doch wenn es sich vermeiden lässt, wählen Hochsensible die alternative Medizin. Daraus ergibt sich eine weitere Schwierigkeit, die für Hochsensible keine Seltenheit darstellt. Die Angst vor dem Arztbesuch ist für sie kein fremdes Gefühl. Wirklich verwunderlich ist dies nicht, wenn man bedenkt, dass Ärzte aus Sicht von hochsensiblen Personen nicht im notwendigen Maße auf ihre Bedürfnisse eingehen. Viele von ihnen wissen überhaupt nicht, was Hochsensibilität bedeutet und lassen sich von hochsensiblen Personen in dieser Hinsicht auch nur ungern belehren. Schnell entwickelt sich eine skeptische Haltung beider Seiten, wobei vor allem der Hochsensible das Gefühl hat, nicht verstanden zu werden. Nach der Untersuchung und dem Vorschlag des Arztes zur weiteren Behandlung, fühlt er sich noch schlechter als zuvor. Auf Dauer kann sich so tatsächlich eine intensive Angst vor dem Arztbesuch entwickeln. Nicht etwa, weil die Untersuchung schmerzhaft oder unangenehm ist - das kann aber natürlich auch vorkommen - sondern weil der Besuch beim Arzt die Gefühlswelt des Hochsensiblen völlig aus dem Gleichgewicht bringt und am Ende zu keiner Besserung führt. Grundsätzlich sind Angststörungen für Hochsensible nichts Fremdes. Ihre intensive Wahrnehmung lässt sie viel nachdenken und ihre zwischenmenschliche Begabung sorgt dafür, dass sie Begegnungen mit anderen Personen und einzelne Situationen immer wieder überdenken und sich fragen, wie sie auf andere Personen gewirkt haben oder immer noch wirken. Sie versuchen herauszufinden, wie sie sich besser hätten verhalten können und ob es etwas gibt, um im Nachhinein für Klarheit zu sorgen. Interessanterweise denken Hochsensible dabei selbst über Kleinigkeiten nach, die beteiligten Personen gar nicht aufgefallen sind. Für Hochsensible ist dieses Denken eine Brutstätte für Zweifel und kann über lange Sicht leider viele Ängst zu Tage befördern, die völlig irrational sind. Sie werden im Umgang mit anderen Personen unsicher, weil sie sich fragen, wie sie auf diese wirken, versuchen es ständig besser zu machen als beim letzten Mal, obwohl gar nichts schlecht lief. Sie fühlen sich, als stünden sie im Abseits, stehen jedoch mittendrin (vgl. Hensel, 2018, S. 71 f.).

Und eben weil sie die Umstände nicht erkennen, enden sie letztlich im Abseits, da sie in ihren Handlungen nicht mehr länger verstanden werden. Sie haben zu viel über das nachgedacht, was völlig in Ordnung war.

Wer im Umgang mit Menschen unsicher wird, entwickelt oftmals eine Angst vor diesem Umgang. Hochsensible sind hiervon ebenso betroffen wie Normalsensible. Da der Mensch an sich jedoch sehr kontaktfreudig ist und den Kontakt zu anderen Menschen unbedingt benötigt, entstehen fast täglich schwierige Situationen für jeden, der an einer solchen Form von sozialer Phobie leidet oder ähnliche Angststörungen entwickelt hat. Freunde lassen sich auf diese Weise leider nur sehr schwer finden und da auch beim Einkaufen im Supermarkt der Kontakt mit Verkäufern nicht vermieden werden kann, werden selbst derartig simple Situationen zu einer großen Herausforderung.

Solche Angststörungen solltest du immer ernst nehmen. Tatsächliche Hilfe findest du hierbei in der Regel nur bei einem Psychologen oder Therapeuten. Betroffene Personen solltest du sanft aber bestimmt dazu ermutigen, professionelle Hilfe in Anspruch zu nehmen, damit diese nicht noch größere Ängste entwickeln, was leider häufig geschieht. Biete dem Betroffenen an, mit ihm zum ersten Termin zu gehen. Gerade hochsensible Personen fühlen sich sicherer, wenn sie von jemandem begleitet werden, dem sie vertrauen. Dies gilt übrigens nicht nur beim Besuch eines Psychologen, sondern auch bei vielen anderen Terminen. Leidest du selbst unter Angststörungen, so solltest du dich jemandem anvertrauen. Im ersten Schritt kann dies ein Freund oder ein Familienmitglied sein. Bitte die entsprechende Person, dich zu unterstützen und dich zu begleiten. Angst zu haben ist keine Schande. Mit einer Angststörung umzugehen ist jedoch etwas, was du voraussichtlich nur durch die Mithilfe einer unbeteiligten Person lernen kannst.

Ernährung für Hochsensible

Es mag dir ein wenig verrückt erscheinen, aber auch bei der Ernährung spielt die Hochsensibilität eine Rolle. Sicher, wenn uns etwas nicht schmeckt, dann wollen wir es auch nicht essen. Es gibt aber Lebensmittel, die essen wir dennoch. Hochsensible, die etwas nicht mögen, verzichten in der Regel vollständig darauf. Der Verzehr von Orangen, Brokkoli oder Leber löst bei ihnen so starke Gefühle aus, dass sie das Essen lieber ganz verweigern. Bestimmte Geschmäcker oder auch Konsistenzen rufen ein intensives Gefühl von Ekel hervor, welches bis zur Übelkeit, teilweise sogar zum Erbrechen führen kann. Gerade bei hochsensiblen Kindern ist dies nicht einfach zu erkennen. Diese verweigern häufiger als Erwachsene Lebensmittel und werden von ihren Eltern dennoch immer wieder zum Verzehr gezwungen. Hier sollten Eltern unbedingt zwischen einer Trotzhaltung und echtem Ekel unterscheiden. Es nützt nichts, wenn das Kind sich vor dem Essen ekelt. Besser ist es, wenn es auf unterschiedliche Weise an das Nahrungsmittel herangeführt wird. In den meisten Fällen lassen sich Lebensmittel auf verschiedene Arten zubereiten. Vielleicht schmeckt es dem Kind auf eine andere Zubereitungsart besser. Und wenn nicht, sollten Erwachsene einfach respektieren, dass auch Kinder eigene Geschmäcker haben. Geschmäcker, die sich mit der Zeit ändern können. Aufgrund ihrer Liebe zur Natur tendieren Hochsensible jedoch auch dazu, auf den Verzehr von tierischen Produkten wie Fleisch oder Eiern zu verzichten. Die Motive hierfür unterscheiden sich dabei von normalsensiblen Vegetariern und Veganern nicht unbedingt. Es ist ihnen schlichtweg zuwider, ein totes Tier zu essen oder dieses für die Produktion von Lebensmitteln auszubeuten. Aus diesem Grund verzichten etliche Hochsensible darauf und fühlen sich unter Gleichgesinnten ausgesprochen wohl. Hochsensible neigen jedoch auch zu Allergien, da sie auf Allergene - wie auf alle anderen Reize - stärker reagieren und diese bei ihnen heftigere Reaktionen hervorrufen als bei Normalsensiblen. Etliche hochsensible Personen sind auf typische Allergene wie Nüsse, Laktose oder Gluten allergisch, machen aber auch vor selteneren Allergien nicht halt (vgl. Hensel, 2018, S. 60 f.). Da sich Allergien im Laufe eines Lebens entwickeln, bleibt hier nur das Ausprobieren als Möglichkeit, um ihnen auf die Schliche zu kommen. Ein Allergietest beim Arzt verschafft am Ende Klarheit. Da Lebensmittelallergien lebensbedrohlich sein können, sollten sie jedoch nicht auf die leichte Schulter genommen werden. Maßnahmen für den Notfall sollten allen Freunden und Familienmitgliedern bekannt sein. Eine harmlose allergische Reaktion, die heute beim Verzehr von Fisch auftritt, kann morgen schon zu einer tödlichen Reaktion führen.

Gesunde Psyche als Hochsensibler

Es ist längst bekannt, dass zur körperlichen Gesundheit auch das seelische Wohlbefinden gehört. Wenn der Fokus zu sehr auf den psychischen Belangen liegt, gehen die körperlichen Belange unter. Daraus können sich physische Beschwerden entwickeln, deren Ursache naturgemäß eben nicht in einem körperlichen Fehler liegen. Häufig werden sie erst gar nicht gefunden. Leider ist es heutzutage aber so, dass auch körperliche Ursachen nicht sofort gefunden werden und dem Patienten psychische Störungen als Auslöser genannt werden. Entsprechend solltest du solche Diagnosen immer mit Vorsicht betrachten. Ganz gleich, wo letztlich der Grund für eine Erkrankung zu suchen ist, es ist immer ratsam, wenn du auf eine gesunde Psyche wert legst. Zu viel Stress, Ängste und Unzufriedenheit können viele Beschwerden auslösen. Von Kopfschmerzen über die Tendenz dazu, häufig zu erkranken, bis hin zu gefährlichen Tumoren ist grundsätzlich alles möglich. Das bedeutet jedoch leider nicht, dass Menschen mit einer gesunden und ausgeglichenen Psyche keinerlei körperliche Beschwerden haben. Dennoch schadet es beim besten Willen nicht, wenn du darauf achtest, dass es dir seelisch gut geht. Dadurch wird zumindest das Risiko minimiert, aufgrund psychischer Probleme körperlich zu erkranken. Außerdem bleibst du so offen für Neues, kannst Situationen besser meistern und stehst der körpereigenen Abwehr nicht entgegen.

Wie du für eine gesunde Psyche sorgen kannst, hängt ganz davon ab, was der Grund dafür ist, dass sie derzeit nicht gesund ist. Trauer oder vorübergehender Stress gehören zum Leben dazu und sind nicht automatisch gesundheitsgefährdend. Wichtig ist, dass es sich um temporäre Belastungen handelt, mit denen du umgehen kannst. Dazu darfst du dir auch Hilfe suchen. Handelt es sich bei deinen psychischen Belastungen jedoch um dauerhafte Belastungen, so solltest du dringend etwas ändern, um wieder Platz im Kopf zu schaffen und dein inneres Wohlbefinden wiederherzustellen. Dies hat oftmals starke Auswirkungen auf das Alltagsleben. Die Trennung vom Partner, mit dem du dich bloß noch streitest,

der Wechsel des Arbeitsplatzes oder der Verkauf des Autos, um finanziellen Problemen den Kampf anzusagen, sind keine Entscheidungen, die du leichtfertig treffen solltest. Dennoch können sie besonders dann notwendig sein, wenn du unter der derzeitigen Situation leidest, vielleicht sogar täglich Angst davor hast, dass etwas aufgrund genau dieser Gegebenheiten eintritt.
Hochsensible haben es hier besonders schwer, da die Entscheidungen, die sie in diesem Zusammenhang treffen müssen, viel Mut erfordern und für große Veränderungen sorgen, womit Hochsensible nicht besonders gut zurechtkommen. Routinen sind ihnen lieber. Am Ende musst du dich jedoch zwischen einer gesunden Psyche und dem damit verbundenen ausgeglichenen Leben und einem unzufriedenen und vielleicht sogar kranken Leben entscheiden. So leicht diese Entscheidung zu sein scheint, so schwierig ist sie manchmal umzusetzen. Durchdenke deine Schritte darum gut und wende dich an eine Person deines Vertrauens, um auch ihre Meinung zu hören. Suche dir Bestärkung in dem, was du tust. So erhältst du automatisch auch einen Plan für die neue Situation, die dann entsteht, wenn du deine Entscheidungen in die Tat umsetzt.

Praxistipp für hochsensible Menschen

Besonders als hochsensible Person solltest du viel Wert auf eine ausgeglichene Psyche legen. Da du gerne nachdenkst, ist es hilfreich, Situationen, die dich grübeln lassen, möglichst schnell anzusprechen und eventuelle Missverständnisse aus der Welt zu schaffen. Andernfalls trägst du das, was du infrage stellst, zu lange mit dir herum und kommst doch nicht auf die Lösung. Bedenke immer, dass du mit einer gesunden seelischen Verfassung das Risiko auf etliche körperliche Erkrankungen minimierst. Suche dir in diesem Zusammenhang auch einen Arzt, der dich und deine Hochsensibilität versteht und darauf Rücksicht nimmt. Mache dich mit alternativen Heilmethoden vertraut und wende dich bei Bedarf an einen Facharzt für Naturheilkunde. Suche dir bei Angststörungen professionelle Hilfe und bitte bei Arztterminen oder anderen Terminen, die dich nervös machen, einen Freund oder ein Familienmitglied darum, dich zu begleiten. Schreibe dir genau auf, was dein Problem ist, wie sich dieses bisher geäußert hat, was daran auffällig ist, wie du darauf reagiert hast und auch, was du dir vom Termin versprichst. Solche Checklisten erleichtern Arztbesuche und andere Termine oftmals sehr.

Kapitel 10: Positives Denken für hochsensible Menschen

Als hochsensible Person ist es für dich ganz besonders wichtig, dass du auf dein seelisches

Wohlbefinden achtest. Herrscht hier ein Ungleichgewicht, so sind Hochsensible deutlich schneller anfällig für psychische Krankheiten. Grund hierfür ist selbstverständlich wieder die erhöhte Empfindsamkeit. Nimmst du dir Situationen zu sehr zu Herzen und schaffst gleichzeitig keinen Ausgleich, gerät dein inneres Wohlbefinden aus dem Gleichgewicht. Depressionen, Burn-outs und ähnliche stressbedingte Erkrankungen treten bei Hochsensiblen auch dann schon auf, wenn die äußere Belastung noch nicht allzu hoch ist (vgl. Sand, 2016, S. 105 f.). Für dich bedeutet dies, dass du einen Ausgleich finden musst, dir Zeit für die Verarbeitung von Situationen nimmst, Ruhepausen einplanst und dich vor den Dingen schützt, die dir zu sehr schaden. Hilfreich sind hierfür in erster Linie ruhige Tätigkeiten, bei welchen der Fokus auf dir selbst liegt. Yoga, Meditation und Achtsamkeitsübungen zielen dabei genau auf diese innere Wahrnehmung ab.
Es lohnt sich, wenn du dich damit auseinandersetzt und das wählst, was sich für dich am besten eignet.

Die richtige innere Einstellung

Neben gezielten Übungen, welche du aktiv ausführst und die einige Zeit in Anspruch nehmen, gibt es noch weitere Möglichkeiten, für einen Ausgleich zu sorgen. Hierzu gehört es, dass du dir eine positive Denk- und Sichtweise aneignest und damit den Schwerpunkt deiner Wahrnehmung auf die schönen und guten Dinge des Lebens richtest. Das ist für Menschen mitunter schwierig und hochsensible Personen können unter den negativen Eindrücken besonders stark leiden, wenn sie scheinbar nichts Positives mehr wahrnehmen und damit auch nicht genießen können. Ihnen fehlt dann der natürliche Ausgleich, welcher sie eigentlich täglich umgibt, jedoch kaum noch wahrgenommen wird. Affirmationen und Affirmationen, die in dein Unterbewusstsein dringen und dir damit unbemerkt zu einer Veränderung der Wahrnehmung verhelfen sollen, sind einfache aber effektive Hilfsmittel, um den Fokus wieder zurück auf die positiven Dinge des Lebens zu legen. Bei Affirmationen handelt es sich um positive Formulierungen eines Zustandes, den du erreichen möchtest, vielleicht auch schon erreicht hast, dir dessen aber nicht bewusst bist. "Ich bin glücklich, hochsensibel zu sein." Die positive Formulierung sorgt dafür, dass du die Affirmation ebenfalls als etwas Positives siehst. Eine Affirmation ist im Grunde dasselbe, wird jedoch als Frage formuliert. "Warum bin ich mit meiner Hochsensibilität zufrieden?" Auch sie kannst du über das Unterbewusstsein wahrnehmen. Ihr Ziel ist es jedoch, dass du dir die positiv formulierte Frage auch beantwortest. Die regelmäßige Wiederholung von Affirmationen ist unbedingt erforderlich, um dir immer wieder in Erinnerung zu rufen, welche guten Dinge dich umgeben. Darum kann es neben dem aktiven Wiederholen dieser Sätze auch sinnvoll sein, wenn du sie dir passiv anhörst. Hierfür gibt es sogenannte Subliminales. Zwar gibt es keine wissenschaftlichen Nachweise, dass diese Methode tatsächlich funktioniert, die meisten Anwender von Subliminales berichten jedoch über Erfolge, die wie aus dem Nichts zu kommen scheinen. Subliminales sind Impulse, die lediglich vom Unterbewusstsein wahrgenommen werden, daher auch der Name. Der Begriff subliminal kommt aus dem Lateinischen und bedeutet so viel wie unterschwellig. Dabei werden in erster Linie Töne in einem Frequenzbereich abgespielt, welchen das menschliche Ohr nicht wahrnehmen kann. Das bedeutet jedoch nicht, dass du es nicht wahrnimmst. Lediglich dein Ohr kann die Geräusche für dich nicht hörbar machen. Dein Gehirn kann diese Frequenzen aber auswerten und die unterschwellige Botschaft verstehen (vgl. Sand, 2016, S. 37 f.). Das mag dich an die typischen Verkaufsstrategien von Supermärkten und Herstellern erinnern. Der Duft von frisch gebrühtem Kaffee weckt beim Kunden die Lust auf selbigen. Subliminales funktionieren nach demselben Prinzip, wollen dir aber zu einem besseren Wohlbefinden verhelfen. Du kannst sie dir nebenbei anhören und hörst in der Regel nichts oder lediglich eine beruhigende Musik. Dein Unterbewusstsein nimmt die Botschaft dennoch wahr und sorgt nach wiederholtem Hören für ein positiveres Gefühl.

Affirmationen & Afformationen für Hochsensible

Du kannst Affirmationen und Afformationen in allen erdenklichen Bereichen nutzen. Ob du nun erfolgreicher im Beruf sein möchtest, nach Zufriedenheit in der Beziehung suchst oder abnehmen willst und gegen den inneren Schweinehund ankämpfst, es gibt für alles passende Botschaften und du kannst sie selbst erstellen. Du musst einfach nur positiv formulieren, was du möchtest und diese Formulierung so gestalten, als ob du es scheinbar schon erreicht hast. Fertig ist die Affirmation. Die Afformation enthält die Frage nach dem Warum. Du fragst also, warum du etwas schon erreicht hast, was du tatsächlich jedoch erst noch erreichen musst. Damit du dir von diesen Botschaften ein besseres Bild machen kannst, findest du hier drei Kategorien, die dir zu einer positiveren Denkweise verhelfen sollen.

Das bewusste Akzeptieren der Hochsensibilität

Wenn du erkannt hast, dass du hochsensibel bist, kann es mitunter etwas schwierig sein, diese Hochsensibilität zu akzeptieren und anzuerkennen. Im Alltag musst du dir immer wieder ins Bewusstsein rufen, dass dein Verhalten und deine Reaktion in einer bestimmten Situation auf die Hochsensibilität zurückzuführen ist. Das Akzeptieren fällt da manchmal etwas schwer. Die folgenden Affirmationen und Afformationen können dir dabei helfen, schneller zu akzeptieren, dass du besonders empfindlich bist, und dafür sorgen, dass du dich damit wohlfühlst.

- Ich erkenne meine Hochsensibilität an.
- Warum vertraue ich meiner Hochsensibilität?
- Ich achte auf meine hochsensiblen Bedürfnisse.
- Warum genieße ich meine hochsensible Wahrnehmung?
- Ich bin dankbar, dass ich hochsensibel bin.
- Warum hilft mir meine Hochsensibilität?
- Meine Hochsensibilität ist meine Stärke.
- Warum ist es gut, dass ich hochsensibel bin?
- Ich bin einzigartig.
- Warum gefällt es mir, einzigartig zu sein?

Denkblockaden & negative Glaubenssätze lösen

Eben weil du zu Beginn der Erkenntnis, hochsensibel zu sein, vielleicht Schwierigkeiten haben wirst, diese anzunehmen, kann es zu Problemen in antrainierten Denkweisen kommen. Du weißt, dass etwas nicht länger so sein muss und sich auch nie richtig angefühlt hat, und dennoch fehlt dir das Wissen, wie es anders geht. Dadurch kannst du in manchen Situationen der Verzweiflung sehr nahe sein und schnell den Mut verlieren. Negative Gedanken und das Leugnen der eigenen Hochsensibilität sind die Folge. Doch auch hierfür gibt es wieder Affirmationen und Afformationen, welche dir über diese Phase hinweghelfen können.

- Ich bin wertvoll.
- Warum darf ich so sein, wie ich bin?
- Ich vertraue meinen Entscheidungen.
- Warum traue ich mich, mutig zu sein?
- Ich nehme meine Verletzlichkeit an.
- Warum ist es in Ordnung, wenn ich mir eine Pause gönne?
- Ich nehme Rücksicht auf meine Bedürfnisse.
- Warum hilft mir meine Hochsensibilität um glücklich zu sein?
- Ich erlaube mir, Fehler zu machen.
- Warum ist es gut, dass ich andere Menschen um Hilfe bitte?

Selbstmotivation & Selbstvertrauen

Bist du schließlich zufrieden mit deiner Hochsensibilität und erkennst diese an, triffst du mitunter auf ganz alltägliche Probleme und Schwierigkeiten, mit denen jeder Mensch früher oder später konfrontiert wird. Du hast Schwierigkeiten, dich zu motivieren und dein Selbstvertrauen leidet darunter. Auch das ist kein Grund zur Verzweiflung, denn mit einigen positiven Botschaften an dich selbst, kannst du derartige Momente überstehen.

- Ich erreiche, was ich erreichen will.
- Warum genieße ich, was ich tue?
- Mein Leben ist voller Glücksmomente.
- Warum erfreut es mich, Hindernisse zu überwinden?
- Ich bin zuversichtlich, alle Schwierigkeiten zu meistern.
- Warum weiß ich genau, welches mein nächster Schritt sein muss?
- Ich folge dem Ruf meiner Seele.
- Warum bin ich bei allen Menschen beliebt?
- Meine Aufgaben erfüllen mich.
- Warum bin ich so erfolgreich?

Zwischendurch durchatmen als Hochsensibler

Neben Subliminales, Affirmationen und Afformationen kannst du dir auch auf andere Art und Weise ins Gedächtnis rufen, dass du auf dein Wohlbefinden achten musst. Besonders wenn

Hektik und Stress zu deinem Alltag gehören, ist es für deine Leistungsfähigkeit von enormer Wichtigkeit, regelmäßig innezuhalten und durchzuatmen. Frei nach dem Motto "Mach langsam, wenn es schnell gehen muss". Statt dann in Windeseile alles Nötige zu erledigen gilt es vielmehr, dass du für nur zehn Sekunden dein Umfeld völlig ignorierst, die Augen schließt und ein Mal tief ein- und ausatmest. Dabei versorgst du nicht nur dein Gehirn mit frischem Sauerstoff, du verabschiedest dich auch für einen kurzen Moment von der vorherrschenden Hektik, kannst dich geistig erholen, um dann umso gestärkter zu deinen Aufgaben zurückzukehren und sie besser und zuverlässiger zu erledigen (vgl. Hensel, 2018, S. 71 f.). Häufig fällt das Erledigen dadurch leichter und geht zusätzlich auch noch schneller von der Hand. Das mag paradox klingen, doch es ist tatsächlich so. Es hilft, wenn du diese kurzen Momente des Durchatmens zunächst in ruhigen Momenten mehrmals täglich übst. Ob beim Kochen, im Auto (dann aber bitte mit geöffneten Augen) oder auf der Arbeit, nur ein einziges Mal tief ein- und wieder ausatmen sorgt für Klarheit und Entspannung. Es hält damit deine Konzentration aufrecht oder stellt sie wieder her. Sobald du am eigenen Leib erfahren hast, wie gut dies tut, wirst du diese kurze Atempause in den passenden Situationen fast automatisch durchführen. Jetzt ist der richtige Augenblick, um die Augen zu schließen und ein Mal tief einzuatmen und beim Ausatmen alles fallen zu lassen, was dich in diesem Moment negativ beeinflusst. Sobald du deine Augen wieder öffnest, fokussierst du dich auf das Wesentliche und nimmst es als positiven Eindruck auf, aus dem du das Beste herausholen wirst.

Auszeiten nehmen als Hochsensibler

Wie in diesem Kapitel beschrieben gibt es etliche Möglichkeiten, um den Geist zu stärken, Stress abzubauen und eine positive Denkweise zu verinnerlichen. Besonders, wenn du bisher wenig auf dein inneres Wohlbefinden und deine Psyche geachtet hast und dir gar nicht recht darüber im Klaren bist, ob überhaupt Handlungsbedarf besteht, kann es für dich schwierig sein, derartige Stressbewältigungstechniken zu akzeptieren und anzuwenden. Gehörst du zu den Skeptikern, die nicht an die heilende Kraft der Meditation und gezielten Körperbewegung glauben, so darfst du an dieser Stelle offen sein für etwas Neues. Es gibt viele begeisterte Yogi, die diese Form der Bewegung keineswegs aus Überzeugung oder dem Glauben daran, seelische Ausgeglichenheit zu erreichen, ausüben. Vielmehr tun sie dies, weil es ihnen Spaß macht. Wenn dir all das suspekt vorkommt, mach es wie diese Menschen und probiere es einfach aus. Nicht jedem liegt die Meditation. Nicht alle Menschen mögen Yoga und auch autogenes Training oder Pilates sind nicht jedermanns Sache. Das macht nichts. Denke daran, dass du eine positive Einstellung verinnerlichen musst, um ausgeglichen zu sein. Nutze diese Einstellung, um offen an Neues heranzugehen und es auszuprobieren. Was dir nicht gefällt, lässt du wieder sein. Es ist hilfreich, wenn du Yoga, Pilates und Co. regelmäßig ausübst. Organisierte Kurse helfen dir dabei, diese Regelmäßigkeit gerade zu Beginn einzuhalten. Es geht aber meist auch, wenn du zu Hause allein übst. Halte dir trotzdem nach Möglichkeit ein bis zwei Mal in der Woche eine Stunde frei, in welcher du deine Übungen praktizierst. Ist das nicht möglich, kannst du vielleicht mehrmals die Woche kürzere Phasen einplanen. Diese festen Auszeiten helfen dabei, eine Routine zu entwickeln und dadurch schneller Erfolge zu sehen. Besonders bei der Meditation wirst du erkennen, dass es anfangs für dich sehr schwierig ist, den Fokus zu halten und gleichzeitig loszulassen. Regelmäßiges Üben hilft dir dabei, diesen Fokus schnell zu finden und zu halten und gibt dir damit die Chance, auch in stressigen Situationen kurzzeitig loszulassen und mit neuem Fokus wieder an die Arbeit zu gehen. Mach es dir darum nicht schwerer als unbedingt nötig, sondern plane feste Zeiten für eine Auszeit ein. Sobald du die richtige Form der Entspannung gefunden hast, wirst du selbst merken, wie effektiv diese ist und wie positiv sie sich auf dein Leben auswirkt.

Praxistipp für hochsensible Menschen

Positivität ist in der heutigen Zeit gar nicht so leicht in die Tat umzusetzen. Negative Nachrichten und Gefühle umgeben uns leider in großer Menge. Hast du Schwierigkeiten, dich auf das Positive zu konzentrieren, so bist du damit nicht allein. Um dich selbst dabei zu unterstützen, verstärkt die guten Dinge des Lebens wahrzunehmen und die schlechten auszublenden, kann es helfen, wenn du ab und an drastische Maßnahmen ergreifst. Diese scheinen jedoch nur auf den ersten Blick drastisch zu sein. Hast du dich daran gewöhnt und siehst, welche Auswirkungen sie auf dich und dein Umfeld haben, wirst du dich wundern, warum du damit so lange gewartet hast. Mache dir bewusst, was dich negativ beeinflusst. Dafür musst du keine Liste erstellen oder überlegen, was dies sein könnte. Warte einfach, bis du im Alltag darauf stößt. Schlechte Nachrichten aus der Zeitung sind für viele Menschen die erste negative Erfahrung am Morgen. Lass die Zeitung einfach weg. Keine Angst, du wirst all die wichtigen Dinge trotzdem erfahren. Was wirklich wichtig ist, das wird automatisch an dich herangetragen. Alles andere gehört meistens zu den Dingen, an denen du nichts ändern kannst, die dich im Leben nicht weiterbringen oder schlichtweg völlig unwichtig sind. Warum also darauf achten? Menschen, die auf das Lesen der Zeitung und das Anschauen der Nachrichten verzichten, sind weder ungebildet, noch falsch informiert. Sie beschränken sich lediglich auf die wichtigen Dinge. Tue dasselbe. Findest du dich in der Gegenwart einer Person wieder, die du nicht so gut leiden kannst, die dir immer nur Böses will oder dich vielleicht in ein Gespräch verwickelt hat, an welchem du eigentlich gar nicht teilnehmen willst, dann geh einfach weg. Entschuldige dich, weise darauf hin, dass du dieses Gespräch im Augenblick nicht führen möchtest und geh. So wie du, so bevorzugen auch andere Personen ein gutes Gespräch, bei welchem alle Gesprächspartner bei der Sache sind und dieses Gespräch auch tatsächlich führen wollen. Bist du nur halbherzig dabei, nimmt es dir niemand übel, wenn du einfach gehst. Und wenn du dich in einer Situation wiederfindest, die dir absolut über den Kopf wächst, in welcher viel zu viele Reize auf dich einströmen und du gar nicht weißt, was du tun sollst, dann nimm dir einen Moment, verlasse den Raum und atme einige Male tief ein und aus. Gehe am besten an die frische Luft, um Sauerstoff zu tanken. Sobald du bereit dafür bist, kommst du gestärkt zurück und versuchst die Situation zu meistern, indem du Prioritäten setzt und das zuerst erledigst, was am wichtigsten ist. Auch hier gilt, dass es immer besser ist, eine kurze Auszeit zu nehmen, um den Blick aufs Wesentliche richten zu können, als am Ende eine schlechte, vielleicht sogar fehlerhafte Arbeit abzuliefern, die du dann auch noch ein zweites Mal anfertigen musst.

Kapitel 11: 10 häufige Probleme von Hochsensiblen inklusive Lösungen

Dieses Buch hat dir bis hierhin viele Anhaltspunkte und Informationen zur Hochsensibilität geliefert. Du hast erfahren, wie sich die Hochsensibilität äußert und wie du mit ihr umgehen kannst. Es ist unmöglich, jede einzelne Situation zu berücksichtigen und einen Leitfaden zu erstellen. Dennoch möchten wir dir nun die zehn häufigsten Probleme vorstellen, die auf die Hochsensibilität zurückzuführen sind. Die passende Lösung erfährst du natürlich ebenfalls. Bedenke jedoch, dass es immer Ausnahmen gibt und nicht jeder dieselben

Situationen auf dieselbe Art und Weise erfährt und löst. Bleibe für Alternativen offen.

Problem 1: Ich bin mir nicht sicher, ob ich wirklich hochsensibel bin.

Wenn du das erste Mal auf die Hochsensibilität stößt, kann es passieren, dass du das Gefühl hast, dass dies exakt auf dich zutrifft. Vielen Hochsensiblen ergeht es so. Mit einem Mal fühlen sie sich verstanden und nicht mehr fehl am Platz. Sie haben endlich eine Erklärung, warum sie so sind, wie sie sind und warum so viele andere Menschen sich völlig anders verhalten als sie. Je länger und intensiver du dich jedoch mit dem Thema beschäftigst, desto eher kann es passieren, dass du den Eindruck bekommst, dass es doch nicht die Hochsensibilität ist, die dich beschreibt, und damit nicht die Ursache für deine Persönlichkeit und die Ausprägungen deiner Vorlieben und Abneigungen. Du findest dich in Situationen und Haltungen wieder, die denen einer hochsensiblen Person widersprechen. Zweifel kommen auf, ob du überhaupt hochsensibel bist oder ob dies doch nicht deiner Persönlichkeit entspricht.

Lösung:

Solche Zweifel und Gedanken sind völlig normal. Fast jeder Hochsensible erlebt sie. Grund dafür ist, dass die meisten von ihnen selbst feststellen, dass sie hochsensibel sind. Meistens ist es kein Arzt oder Psychologe, der eine "Diagnose" stellt. Du findest es einfach selbst heraus, oftmals rein zufällig. Heutzutage sind wir es gewohnt, dass nur entsprechend ausgebildete Menschen etwas verbindlich tun dürfen. Einen Test, wie er für das Erkennen einer Hochsensibilität genutzt wird, kannst du aber auch selbst auswerten. Deine Antworten fallen nicht anders aus, bloß weil dir die

Fragen durch eine Person gestellt werden, die sich mit dem Thema auskennt. Dennoch kannst du natürlich falsch liegen und dein Testergebnis hängt stark von deiner Tagesform ab. Wiederhole den Test darum zu einem anderen Zeitpunkt und sieh dir das neue Ergebnis an. Letztlich spielt es aber gar keine so große Rolle, ob du nun hochsensibel bist oder nicht, denn dagegen kannst du nichts tun. Es ist ein Persönlichkeitsmerkmal, welches sich durch eine intensive Wahrnehmung bemerkbar macht. Mehr aber auch nicht. Du kannst für einige Zeit mit dem Wissen durch die Welt gehen, dass du hochsensibel bist oder sein könntest, und dich selbst dabei beobachten, ob es dir damit besser geht. Wenn ja, dann ist alles gut. Wenn nicht, hilft dir das Wissen einfach nicht weiter. Es hindert dich jedoch an nichts. Willst du trotzdem nicht auf eine Expertenmeinung verzichten, so kannst du jederzeit einen Arzt oder Psychologen aufsuchen, der sich mit der Hochsensibilität auskennt. Vergiss aber nicht, dass auch er dir nur sagen kann, ob du hochsensibel bist oder nicht. Deine Wahrnehmung kann er nicht verändern und er kann deine Hochsensibilität auch nicht behandeln. Sehr wohl kann er dir dabei helfen, damit besser klarzukommen.

Problem 2: Mir glaubt niemand, dass ich hochsensibel bin.

Ein weiteres klassisches Problem ist, dass dir einfach niemand glaubt, dass du hochsensibel bist. Die Gründe hierfür sind ähnlich denen, die dich selbst zum Zweifeln bringen können. Du hast keinen Fachmann gefragt, deinen Charakter nicht professionell untersuchen lassen und musstest nicht monatelang an Tests teilnehmen.

Du hast es selbst herausgefunden. Ganz nebenbei ist dir dieses Thema fast schon zugeflogen, du hast dich damit beschäftigt und festgestellt, dass du zu den hochsensiblen Personen gehörst. Eine Bescheinigung, die von einer offiziellen Behörde, Praxis oder ähnlichem ausgestellt wurde, gibt es nicht. Sobald du also jemandem erzählst, du seist hochsensibel, will derjenige, dass du ihm dies beweist. Das geht aber nicht, denn du kannst deine Wahrnehmung nicht an ihn übertragen, damit er sich selbst ein Bild machen kann, und eine schriftliche Bestätigung hast du auch nicht. Hinzu kommt oftmals, dass dein Gegenüber mit dem Begriff nicht viel anfangen kann, du musst ihm also zunächst erklären, was unter der Hochsensibilität zu verstehen ist. Kennt ihr euch gut, wird er vermutlich schneller erkennen, dass du mit deiner Behauptung recht hast. Hast du dich bisher jedoch stark verstellt und deine Hochsensibilität so gut es ging versteckt, wird er misstrauisch bleiben.

Lösung:

Zunächst steht es dir natürlich völlig frei, ob du überhaupt jemandem davon erzählst, dass du hochsensibel bist. Meistens ist dies gar nicht nötig. Sinnvoll ist es vor allem in einer Beziehung. Der Partner sollte davon wissen und auch den Kindern sollte das Thema nicht fremd sein, da sie selbst ebenfalls hochsensibel sein könnten. In den meisten anderen Bereichen lohnt es sich erst dann, die hochsensible Wahrnehmung anzusprechen, wenn diese eine bestimmte Handlung erklärt oder gewisse Veränderungen zugunsten der Hochsensibilität vorgenommen werden sollen. Dann gilt es, dass du dir vorab genau überlegen musst, wie du einem Normalsensiblen deine Wahrnehmung erklären kannst. Mach dir dazu bewusst, in welchen Punkten sich deine persönliche Wahrnehmung wohl am meisten von der Wahrnehmung anderer Personen unterscheidet. Bist du beispielsweise besonders geräuschempfindlich, kannst du einer normalsensiblen Person in einem Experiment zeigen, ab wann für dich eine Lautstärke erreicht ist, die du nicht weiter ertragen kannst. Der Normalsensible kann dann selbst überprüfen, wie viel mehr er ertragen kann, bevor es ihm zu viel wird. Außerdem solltest du deine Symptome genau erklären, die immer dann auftreten, wenn dir deine Hochsensibilität zu viel wird. Besonders, wenn diese der Grund für eine Veränderung sind, ist es für Außenstehende wichtig zu wissen, dass du tatsächlich unter der aktuellen Situation leidest. Manchmal ist es außerdem sinnvoll, eine Testphase zu vereinbaren. Das gilt besonders am Arbeitsplatz. Willst du hier eine Veränderung durchsetzen, versuche diese zunächst als Bewährungsphase anzubieten. In dieser Zeit können sich deine Kollegen daran gewöhnen und du hast die Möglichkeit zu beweisen, dass du mit der neuen Regelung produktiver arbeiten kannst und bessere Laune hast. Dass all dies deiner Hochsensibilität zu verdanken ist, interessiert dabei oftmals gar nicht. Hauptsache die Leistung stimmt.

Problem 3: Ich lehne die Aktivitäten ab, die meinen Freunden am meisten Spaß bereiten.

Zu den typischen Freizeitbeschäftigungen vieler Menschen gehören Partys, Stadtfeste, der Besuch von Konzerten, Kinos, Theatern und vor allem in jungen Jahren auch der übermäßige Konsum von Alkohol. All das kann bei Hochsensiblen jedoch Unbehagen und Reizüberflutungen auslösen. Alkohol vertragen sie nicht im selben Maß, spüren die negativen Folgen für die Gesundheit deutlich und sträuben sich innerlich dagegen. Aktivitäten, bei denen Orte mit viel Andrang aufgesucht werden müssen, meiden sie so gut sie können. Auch Konzerte, die neben großen Menschenmassen vor allem laute Geräusche hervorbringen, gehören nicht zu dem, was sie sich gerne antun. Und dennoch nehmen Hochsensible ab und an in Kauf, sich nicht wohlzufühlen, denn die Freunde wollen sie nicht im Stich lassen und sich selbst keineswegs ins Abseits befördern. Wenn alle sich zum gemeinsamen Spaßhaben treffen, wollen auch sie dabei sein und dazugehören. Gerade wenn die Freunde vor allem auf Aktivitäten mit viel Action stehen, sind Hochsensible schnell außen vor und können irgendwann nicht mehr mithalten, so gerne sie dies auch tun würden.

Lösung:

Eine Freundschaft sollte selbstverständlich immer dafür sorgen, dass sich alle wohlfühlen. Da sich Gegensätze auch hier anziehen, kommen oftmals introvertierte und extrovertierte Menschen zusammen, die noch dazu ganz unterschiedliche Vorlieben haben. Dabei gilt es immer, Rücksicht auf die Bedürfnisse anderer zu nehmen und gemeinsam an Aktivitäten teilzunehmen, bei denen möglichst jeder auf seine Kosten kommt. In einer starken Gruppe fühlen sich auch diejenigen aufgehoben, die mit der Aktivität oder den Umständen möglicherweise Schwierigkeiten haben. Die Gruppe, oder auch ein einzelner Freund, gibt Halt und Mut und tritt schützend vor einen, wenn es gar nicht mehr geht. Ist dies bei deinen Freunden nicht der Fall, solltest du dir ernsthafte Gedanken darüber machen, ob es sich wirklich um Freunde handelt. Zweifelst du nicht daran, dass ihr wahre Freunde seid, so solltet ihr abwechselnd ruhige und aufregende Aktivitäten planen und dabei vor allem auf das verzichten, was anderen gänzlich widerstrebt. Musst du dich in eine Situation begeben, die du überhaupt nicht mit deiner Hochsensibilität vereinbaren kannst, sag es und nimm im schlimmsten Fall nicht daran teil. Auch das gehört zu einer Freundschaft dazu. Nicht immer machen alle mit. Sucht gemeinsam nach Beschäftigungen, bei denen jeder auf seine Kosten kommt. Letztlich hast du aber immer auch die Möglichkeit, dich nach neuen Freunden umzusehen. Das sollte zwar der letzte Ausweg sein, wenn dich eine Freundschaft jedoch nur noch dazu zwingt, etwas zu tun, womit du dich nicht wohlfühlst, dann ist dies der einzig sinnvolle Weg.

Problem 4: Ich weiß nicht, wie ich mit einer Reizüberflutung umgehen soll.

Reizüberflutungen gehören für viele Hochsensible zum Alltag. Sie versuchen zwar Situationen zu meiden, in denen ihre Sinneseindrücke sie überwältigen könnten, dennoch gibt es Situationen, in welchen sich dies nicht vermeiden lässt. Der Weg zur Arbeit im Zug oder Bus bringt engen körperlichen Kontakt mit fremden Menschen mit sich. Der Besuch im Supermarkt verringert die Konzentration sehr schnell, weil es zu viele Produkte, Lautsprecherdurchsagen und Bewegung gibt. Auf der Autobahn unterwegs zu sein führt zu schnellen Wechseln der Landschaft und auf der Gegenfahrbahn scheinen die Autos nur so vorbeizurasen. Und auf der Arbeit wollen schließlich drei Personen gleichzeitig etwas von dir, das Telefon klingelt und was der Kollege falsch macht und du dringend korrigieren solltest, fällt dir auch noch auf. Manchmal ist es einfach zu viel und je nach Tagesform sogar schneller als eigentlich üblich.

Lösung:

Reizüberflutungen kommen oftmals ganz plötzlich und kündigen sich doch an. Die Schwierigkeit liegt meist darin, dass du diese Ankündigung nicht erkennst oder sie falsch deutest. Gerade, wenn du bisher deine eigenen Bedürfnisse vor allem unterdrückt und versteckt hast, musst du erst lernen, wie du erkennst, was du brauchst. Bis dahin werden dich Reizüberflutungen meistens überrumpeln und dich dann vor die Herausforderung stellen, sie zu meistern. Einfacher ist es, wenn du dafür sorgst, erst gar nicht in eine solche Situation zu kommen. Viele dieser Situationen kannst du tatsächlich meiden und solltest dies auch, denn es handelt sich um etwas, womit dein Gehirn einfach nicht gut zurechtkommt. Lässt sich eine Reizüberflutung jedoch nicht mehr vermeiden, so gilt es tatsächlich, der Ursache zunächst zu entfliehen. Suche dir einen ruhigen Ort, an den du dich für einen Moment zurückziehen kannst, um zur Ruhe zu kommen. Das ist ausgesprochen wichtig, denn nur so kannst du dich auf die erneute Konfrontation mit zu vielen Reizen einstellen und diese Situation besser meistern, sie aushalten und den Fokus nicht verlieren. Sobald du erkennst, dass sich eine Reizüberflutung in dir breit macht, verlasse den Ort des Geschehens und versuche dich mit Affirmationen, Meditation, autogenem Training oder einer anderen Technik, die sich bewährt hat, zunächst zu beruhigen und anschließend zu stärken. Es hilft niemandem, wenn du vor lauter Reizen nicht mehr klar denken kannst und nahezu alles sofort wieder vergisst. Jedem steht es zu, an die frische Luft gehen zu dürfen, tief durchzuatmen oder einfach für einige Minuten auf die Toilette zu verschwinden. Mache davon Gebrauch, um dich auf die Reize adäquat vorzubereiten, bevor du sie ein zweites Mal auf dich einprasseln lässt. Das hat den Vorteil, dass du im zweiten Anlauf genau weißt, was dich erwartet. Oftmals erleichtert dir dieses Wissen die Situation, insofern kann eine Reizüberflutung sogar ganz praktisch sein. Wichtig ist, im Anschluss daran jedoch, dass du dir eine Ruhephase gönnst. Reizüberflutungen machen das normale Denken nahezu unmöglich und strengen dein Gehirn stark an. Bist du einer solchen Situation ausgesetzt, darfst du den Ausgleich im Anschluss nicht vergessen. Häufig hallt die Reizüberflutung lange nach, sodass du auch nach einer Stunde noch unruhig sein kannst oder abends schlecht einschläfst. Es ist darum umso wichtiger, dass du dich zum einen nicht zu oft solchen extremen Reizen aussetzt, und zum anderen die Situation aufarbeitest und dir Ruhe gönnst. Es ist nichts falsch daran, als hochsensible Person hin und wieder von den Sinneseindrücken überfordert zu werden. Dafür musst du dich nicht schämen, das gehört leider einfach dazu.

Problem 5: Ich lasse mich von den negativen Gefühlen anderer stark mitreißen.

Hochsensible erkennen die Gefühle anderer nicht nur sehr schnell und können hinter die Fassade schauen, sie lassen sich oftmals auch von diesen Gefühlen beeinflussen. Meistens versuchen sie vor allem dann, wenn andere schlechte Laune haben, sie aufzuheitern und gute Laune zu verbreiten. Es kommt aber auch vor, dass sie sich anstecken und ihre eigene gute Laune kippt. Sie fühlen nicht nur mit, sie übernehmen die Gefühle auch. Dabei ist ihnen klar, dass geteiltes Leid in diesem Fall nicht halbes Leid ist und doch versuchen sie dem Gesprächspartner auf Augenhöhe zu begegnen. Dadurch können sie in der Tat schneller erkennen, was sein Problem ist und ihm auf diese Weise auch besser helfen. Leider haben dann aber auch sie selbst schlechte Laune und finden mitunter sogar nachträglich persönliche Gründe dafür. Da fällt ihnen dann wieder eine traurige Situation ein, die ihre neuen Gefühle begründen kann, und schon sind sie tatsächlich traurig. Interessanterweise funktioniert dies umgekehrt nicht so gut. Sind Hochsensible bereits schlecht gelaunt, ist es auch für andere Hochsensible schwierig, sie fröhlich zu machen. Zwar ist auch das möglich, abhängig vom ursprünglichen negativen Gefühl und der Ursache dafür, funktioniert dies jedoch nicht immer zuverlässig.

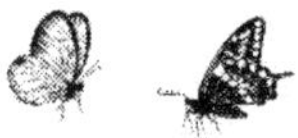

Lösung:

Es ist sehr wichtig, dass du dich von den Gefühlen anderer nicht zu sehr beeinflussen lässt. Grundsätzlich ist es hervorragend, wenn du schnell erkennst, ob es jemandem gut geht und dein erhöhtes Einfühlungsvermögen dürfte zu den Eigenschaften zählen, die andere an dir besonders schätzen. Sich in jemanden hineinzuversetzen bedeutet aber nicht, dass du seine Gefühlslage übernimmst. Vorübergehend kann diese Methode helfen, um dein Gegenüber noch besser zu verstehen, du musst jedoch lernen, im Anschluss wieder auf deine persönlichen Gefühle zu achten. Hattest du zuvor gute Laune, versuche dich nach dem Kontakt mit einer unglücklichen Person an den Ursprung dieser positiven Gefühle zu erinnern und dich darauf zu konzentrieren. Du hast dich bereits um die schlechte Laune des anderen gekümmert, ihm vielleicht sogar geholfen, jetzt bist du wieder an der Reihe. Sei fröhlich und lebe dein Leben, nicht das eines anderen. Das gilt ebenso, wenn du ursprünglich selbst schlechte Laune hattest. Diese hatte vermutlich einen ganz anderen Grund, von dem du im Gespräch mit einer anderen Person abgelenkt wurdest. Du hast dich um seine Belange gekümmert und bist dabei vielleicht noch trauriger, wütender oder enttäuschter geworden. Nimm diese Gefühle nicht mit in deine Gefühlswelt, sondern ziehe einen klaren Strich. Die Probleme anderer musst du nicht mit in dein Leben nehmen. Kümmere dich um das, was dich selbst betrifft. Dabei kann es helfen, wenn du für den Kontakt mit anderen Personen einen anderen Ort aufsuchst. So beschäftigst du dich vielleicht im Café mit einem traurigen Freund und verlässt die Örtlichkeiten, wenn du dich wieder auf deine Gefühle konzentrieren möchtest. Eine räumliche Abgrenzung bringt hier oftmals die besten Ergebnisse.

Problem 6: Ich bin mir nicht sicher, wie ich meinen Alltag mit der Hochsensibilität am besten gestalten soll.

Grundsätzlich unterscheidet sich der Alltag hochsensibler Personen nicht von dem normalsensibler Personen. Auch Hochsensible gehen zur Arbeit, kümmern sich um ihren Haushalt, haben unter Umständen eine Familie zu versorgen, gehen einkaufen, müssen zum Arzt, haben Hobbys und bekommen Besuch. Und dennoch gibt es Unterschiede im Umgang mit diesen Situationen. Hochsensible bevorzugen gewisse Routinen. Sie stehen gerne zu denselben Zeiten auf, starten mit bestimmten Ritualen in den Tag und lehnen gewisse Situationen ab. Einen hektischen Alltag voller

Termine mögen sie nicht. Sie brauchen Zeit für sich und müssen versuchen, täglich einen Ausgleich zu finden. Das kann mitunter schwierig sein, wenn der Alltag hierfür keinen Platz bietet. Oftmals fragen sie sich, wie sie ihr tagtägliches Leben gestalten sollen, um ihren eigenen Bedürfnissen ebenso gerecht zu werden, wie denen anderer.

Lösung:

Feste Routinen sind wichtig. Auch du hast sicher welche. Achte bei diesen Routinen darauf, dass es in erster Linie um dich geht. Brauchst du morgens viel Ruhe, um gut in den Tag zu starten, dann fordere deine Ruhe auch ein. Vielleicht kannst du früher aufstehen, um in Ruhe die Zeitung zu lesen oder eine Tasse Tee zu genießen. Möglicherweise möchtest du noch eine Weile im Bett bleiben und deinen Gedanken Freiraum geben. Richte dir einen Start in den Tag ein, der dich glücklich macht. So kannst du den restlichen Alltag besser bestreiten. Dieser sollte dann ebenfalls nicht voller Termine, Stress und Hektik sein. Wenn es dir zu viel sein sollte, sage Termine rechtzeitig ab. Du darfst das. Verschiebe sie auf einen weniger geschäftigen Tag. Warte damit aber nicht, bis du schon völlig gestresst bist und der Termin kurz bevor steht. Idealerweise planst du nicht mehr Termine ein als machbar. Plane immer wieder Pausen ein, in denen du dich erholen kannst. Vergiss dabei das Essen nicht. Auch am Abend solltest du dir Zeit für dich nehmen. Finde etwas, was dich beruhigt und für einen Ausgleich sorgt. Yoga, Joggen, Stricken, ein Instrument spielen, es gibt viele Beschäftigungen, die du alleine oder gemeinsam mit anderen machen kannst. Fordere von dir, dass du dir diese Zeit nimmst und achte darauf, ob sie dir gut tut. Wenn nicht, kannst du dir eine neue Beschäftigung suchen. Und schließlich ist für dich als Hochsensibler Schlaf ganz besonders wichtig, um zu verarbeiten, was du tagsüber erlebt hast, und wieder Kraft für einen neuen Tag zu tanken. Als hochsensible Person hast du in der Regel ein erhöhtes Schlafbedürfnis, dem du unbedingt nachkommen solltest. Gehe rechtzeitig ins Bett und sorge dafür, dass deine Nachtruhe ohne Störung verläuft. Magst du es dunkel, entferne alle potenziellen Lichtquellen. Vielleicht hilft dir auch eine Schlafmaske. Bevorzugst du es, mit Musik einzuschlafen, stelle einen Timer ein, damit diese von alleine aufhört. Öffne das Fenster, wenn du magst, verwende Ohrstöpsel, um Geräusche nicht so intensiv wahrzunehmen und tue auch ansonsten alles dafür, um möglichst entspannt schlafen zu können. Der nächste Tag wird wieder neue Herausforderungen mit sich bringen, für die du ausgeschlafen sein musst.

Problem 7: Ich weiß nicht, wie ich einen Bekannten darauf ansprechen soll, dass er ebenfalls hochsensibel sein könnte.

Wenn du dich mit dem Thema der Hochsensibilität beschäftigst, wird dir unwillkürlich jemand in den Sinn kommen, auf den viele der Eigenschaften, die für Hochsensible typisch sind, ebenfalls zutreffen. Für dich steht dann schnell die Frage im Raum, ob derjenige selbst zu den hochsensiblen Personen zählt. Da die Wahrscheinlichkeit sehr hoch ist, dass diese Person von der Hochsensibilität noch nie etwas gehört hat, ist es jedoch nicht so leicht, ihn darauf anzusprechen. Vermutlich müsstest du zunächst erklären, was es überhaupt bedeutet, hochsensibel zu sein. Vielleicht gehört dein Gegenüber auch zu denjenigen, die es grundsätzlich als negativ ansehen, sensibel zu sein. Für dich stellt sich darum die Frage, wie du dieses Thema ansprechen kannst, ohne eine Freundschaft zu gefährden.

Lösung:

Es gibt hierfür zwei verschiedene Ausgangssituationen. Bist du selbst hochsensibel, so kannst du dies in einem lockeren Gespräch einmal ansprechen und beschreiben, wie du die Welt wahrnimmst und was außerdem bei der Hochsensibilität noch vorkommen kann. So sprichst du deinen Gesprächspartner nicht direkt darauf an, dass er selbst hochsensibel sein könnte, sondern erzählst zunächst davon, dass du es bist und erklärst, was es damit auf sich hat. Findet dein Gegenüber dieses Thema interessant, könnt ihr das Gespräch vertiefen und er wird sich vermutlich auch im Anschluss noch damit beschäftigen wollen. Wenn nicht, scheint es ihm auch gar nicht so wichtig zu sein, ob er selbst dazu gehören könnte. Das macht nichts. Es ist falsch zu glauben, dass jeder Hochsensible eine Erleichterung verspürt, wenn er erfährt, dass er nicht anormal, sondern hochsensibel ist. Manchen Hochsensiblen ist das völlig egal. Bist du selbst nun nicht hochsensibel, ist es etwas schwieriger, das Thema anzusprechen, um jemanden darauf hinzuweisen, dass er hochsensibel sein könnte. Dann kann es dennoch helfen, wenn du davon berichtest, dass du etwas über Hochsensibilität gelesen hast und es interessant findest, was das für Betroffene bedeutet. In diesem Zusammenhang kannst du an der passenden Stelle auch danach fragen, ob sich der andere eine solch intensive Wahrnehmung vorstellen kann. Ist er hochsensibel, kann er das womöglich und wird sich dann ebenfalls selbst informieren wollen.

Problem 8: Ich denke zu selten an mich selbst.

Hochsensible haben die Angewohnheit, ihr Umfeld kontrollieren zu wollen. Dabei sind sie aber keineswegs im Kontrollwahn, sondern legen viel Wert darauf, dass nichts aus dem Ruder läuft und sie vor Problemen stehen, die sie möglicherweise nicht meistern können. Hinzu kommt, dass sie nicht gut damit zurechtkommen, wenn es anderen Personen schlecht geht. Sie können nicht einfach wegsehen und selbst wenn es ihnen gelingt, sich nicht aktiv zu kümmern, so beschäftigen sie sich in Gedanken sehr intensiv mit der unglücklichen Person. Es kommt darum regelmäßig vor, dass sie sich selbst darüber hinaus vergessen. Sie denken nicht an ihre eigenen Bedürfnisse, erkennen nicht, dass sie zu sehr darunter leiden, wie es anderen ergeht, erkennen manchmal noch nicht einmal, dass sie hungrig sind. Für viele Hochsensible ist das keineswegs ein Ausnahmefall, sondern stellt die Regel dar. Und das nicht etwa, weil sie selbstlos sind und sich ständig für andere einsetzen möchten, sondern weil sie es nicht ertragen können, wenn in ihrem Umfeld keine Harmonie herrscht. Indem sie anderen helfen, helfen sie auch sich selbst. Ihre eigenen Probleme und Bedürfnisse bleiben dabei jedoch regelmäßig auf der Strecke.

Lösung:

Es ist nahezu unmöglich, sich als Hochsensibler aus den Angelegenheiten anderer rauszuhalten. Sicher gibt es viele Momente, da stellt dies kein Problem dar, doch besonders dann, wenn jemand traurig, unglücklich oder gar verzweifelt ist, wird es dir kaum gelingen, wegzusehen. Anderen zu helfen ist nichts Schlechtes. Ganz im Gegenteil. Es ist menschlich und sofern es dir möglich ist, solltest du helfen. Dabei gilt aber, dass du auch an dich denkst.

Wie du als Ersthelfer bei einem Unfall zunächst darauf achten musst, dass du dich nicht selbst in Gefahr bringst, so gilt das auch, wenn du jemandem beistehst. Du kannst deine eigenen Bedürfnisse nur hinten anstellen. Die Frage ist, ob dies eine gute Idee ist. Manchmal mag das nicht schwierig sein, doch wenn du nach einem anstrengenden Tag hungrig nach Hause kommst und dein Nachbar dich bittet, dir beim Aufbau eines Regals zu helfen, stehst du an erster Stelle. Mit Hunger geht das einfach nicht so gut. Nein zu sagen ist beim besten Willen nicht die Stärke eines Hochsensiblen. Aber statt Nein zu sagen, kannst du häufig auch einen Gegenvorschlag unterbreiten. Du bist hungrig, wie wäre es, wenn du den Nachbarn kurzerhand zum Essen einlädst und im Anschluss mit ihm noch das Regal aufbaust? Oder du sagst ihm, dass du erst etwas essen musst und ihm danach gerne zur Seite stehst. Und wenn auch das nicht in Frage kommen sollte, dann sage einfach Nein. Stell dir vor, es wäre dein Regal und du würdest deinen Nachbar bitten.
Wenn er dir nicht helfen kann, würdest du ihm das übel nehmen? Sicher hättest du Verständnis dafür, dass er keine Zeit hat und für den Abend schon Pläne gemacht hat. Du fändest es schade und müsstest einen anderen um Hilfe bitten, aber du hättest Verständnis für den Nachbarn. Auch dein Nachbar denkt so. Er nimmt dein Nein nicht persönlich. Du musst deswegen auch keine Angst haben, hin und wieder deine Hilfe nicht anzubieten, sondern an dich zu denken, dich wegzudrehen und die Verantwortung an eine andere Person abzugeben. Beim nächsten Mal packst du wieder mit an.

Problem 9: Ich bin nicht immer überzeugt von dem, was ich tue.

Im Leben eines jeden Menschen gibt es Momente, da muss er etwas tun, was er selbst gar nicht unbedingt tun möchte. Arztbesuche, die keinen Spaß machen, für die Schule etwas lernen, was einen nicht interessiert oder auf der Arbeit an einem Projekt arbeiten, was man selbst nicht gut findet. Im gewissen Maße gehören solche unliebsamen Aufgaben zum Leben dazu.

Hochsensible scheinen sich häufiger als Normalsensible die Frage zu stellen, ob sie das, was sie tun sollen, wirklich tun wollen. Sie stellen sich diese Frage auch bei vermeintlich kleinen Dingen. Soll ich wirklich nur dieses eine Mal die Plastikverpackung in die Papiertonne werfen? Ist es in Ordnung, wenn ich mich in der Warteschlange nach vorne drängle, obwohl ich es gar nicht so eilig habe? Kann ich es mit meinem Gewissen vereinbaren, der alten Dame im Bus keinen Sitzplatz angeboten zu haben? Bei solchen eher kleinen und unwichtigen Situationen bringen das anfängliche Zögern und Nachdenken meist bereits die Lösung mit sich. Da fragst du dann eben einfach, ob du als nächstes an die Reihe kommen kannst, oder es kommt dir ein anderer zuvor, welcher der Dame einen Sitzplatz anbietet. Erst im Nachhinein denkst du darüber nach, ob deine Entscheidung richtig war und manchmal erkennst du, dass du falsch gelegen hast.

Lösung:

Es gibt Situationen, an denen kannst du nichts ändern. Du musst sie so nehmen, wie sie kommen und versuchen, die bestmögliche Lösung zu finden. Es mag dir gelingen, dein Eingreifen so lange wie möglich hinauszuzögern, doch auch das ist bereits eine Lösung. Auch das Nichtstun ist eine Handlung. Du solltest über Situationen, in welchen es nur eine Lösung gibt, nicht zu viel darüber nachdenken, ob du nicht doch noch eine andere Lösung findest. Mach dir vielmehr bewusst, ob du mit dieser einen Lösung einverstanden bist. Wenn ja, ist alles bestens. Wenn nicht, hast du vielleicht die Möglichkeit, dich auszuklinken und die Entscheidung einem anderen zu überlassen. Kannst du etwas nicht mit deinem Gewissen vereinbaren, so musst du es nicht ausführen, du musst auch nicht mitmachen. Sprich einfach laut aus, dass du dich mit dieser einen Sache nicht identifizieren kannst und es auch nicht willst. Sofern dies dazu führt, dass du es auch nicht musst, solltest du diese Chance nutzen. In Situationen, über die nur du allein entscheiden musst, bleibt dir die Möglichkeit, sie gut zu durchdenken und dann die Lösung zu wählen, mit der du am glücklichsten bist.

Problem 10: Ich bin mit meinem Leben unzufrieden.

Hochsensible lassen sich häufig in Situationen drängen, die sie eigentlich lieber vermeiden möchten. Dabei stehen sie dann vor Entscheidungen, die sie nicht treffen möchten und bei denen sie sich dann so entscheiden, wie man es von ihnen erwartet. Diese Entscheidungen entsprechen nicht immer dem, was sie sich selbst vorstellen. Aus Angst vor Ablehnung, Unverständnis und Konflikten entscheiden sie sich dennoch für das, was scheinbar alle von ihnen erwarten. Dabei handeln sie auch bei großen und zukunftsweisenden Entscheidungen auf diese Art. Viele Hochsensible arbeiten darum in Berufen, die sie nicht erfüllen, sondern vielmehr sehr unglücklich machen. Sie lassen sich von Freunden zu Aktivitäten überreden, die sie im Grunde nicht ausüben möchten, haben jedoch Angst davor, ausgeschlossen zu werden und wollen nicht als Langweiler dastehen. Häufig stellen sie sich und ihr Umfeld in Frage und können sich selbst nicht erklären, wie es ihnen gelingen kann, glücklich und zufrieden zu sein.

Besonders, wenn in ihrem Umfeld scheinbar alle mit ihrem Leben zufrieden sind, ist es für sie nur schwer nachzuvollziehen, warum dieselbe Lebensweise sie nicht glücklich macht. Hier liegt tatsächlich hohes Potenzial, um an Depressionen zu erkranken, weshalb du es immer sehr ernst nehmen solltest, wenn du mit deinem Leben grundsätzlich eher unzufrieden bist.

Lösung:

Womit verbringst du die meiste Zeit? Ist es die Arbeit, die Familie, die Freizeit? Das, womit du dich am meisten beschäftigst, sollte etwas sein, was dich erfüllt und zufriedenstellt. Bist du fast den ganzen Tag auf der Arbeit und diese entspricht überhaupt nicht deinen Vorstellungen, so ist es an der Zeit, etwas anderes zu machen. Manchmal kann es schon ausreichen, den Arbeitgeber zu wechseln. Ist es jedoch die Tätigkeit selbst, die dich nicht erfüllt, solltest du ernsthaft darüber nachdenken, ob du nicht umschulst. Denke dabei nicht sofort an einen Gehaltseinbruch, sondern zunächst daran, was dich glücklich machen würde und auf welche Art du diese neue Tätigkeit ausüben könntest. Vielleicht bist du durch deine schulische und berufliche Ausbildung bereits bestens ausgestattet, um als Quereinsteiger in einen neuen Beruf zu starten. Unter Umständen reicht es aus, wenn du zwei oder drei Zusatzqualifikationen in einigen Kursen erwirbst. Möglicherweise musst du eine völlig neue

Ausbildung absolvieren. Auf keinen Fall sollte dies an den Finanzen scheitern. Viele Ausbildungen - auch im Erwachsenenalter - können gefördert werden, sodass du zu deinem Ausbildungsgehalt weitere finanzielle Unterstützung erhältst. Mit Sicherheit wirst du nicht so lange als Auszubildender arbeiten müssen, wie dies üblicherweise der Fall ist. Du bringst bereits genügend Wissen mit, um die Ausbildung verkürzen zu können. Eine Durststrecke von ein oder zwei Jahren sollte möglich sein. Für dein Leben bedeutet dies möglicherweise, dass du auf ein oder zwei Annehmlichkeiten verzichten musst, dafür wirst du nach der erfolgreichen Ausbildung jedoch in einem Beruf arbeiten, der dich glücklich macht. Und dann hast du natürlich auch wieder genügend Geld und Zeit, um dich mit allem zu befassen, worauf du während der Ausbildung verzichten musstest.

Natürlich gilt all dies auch bei Freizeitbeschäftigungen. Wer zwingt dich zu einem bestimmten Hobby?

Wenn es dir nicht gefällt, mach etwas anderes. Ändere das, was dich unglücklich macht, so klein es auch sein mag. Stört es dich schon seit Jahren, dass die Teller im Küchenschrank direkt über der Spüle stehen, dann räume sie woanders hin. Es klingt banal, aber manchmal sind es wirklich nur Kleinigkeiten, die uns so sehr stören, dass sie uns nachhaltig beeinträchtigen. Und dabei ist es doch so einfach, sie zu ändern. Du musst dir bloß die Zeit dafür nehmen.

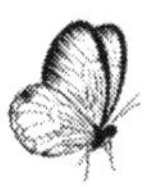

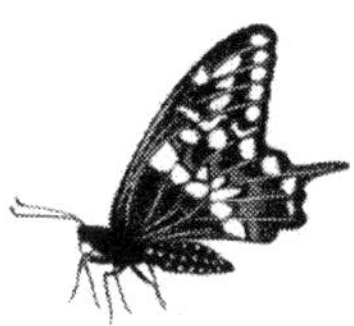

Kapitel 12: Praxis-Übungen für hochsensible Menschen

In den vergangenen Kapiteln hast du viele Tipps erhalten, was du als Hochsensibler tun kannst, um mit dieser Hochsensibilität im Alltag besser zurechtzukommen. Dabei steht an erster Stelle, dass du zunächst verstehst, was es bedeutet, hochsensibel zu sein. Du bist nicht krank, du hast bloß sehr empfindliche Fühler. Im nächsten Schritt solltest du dich darauf konzentrieren, wann sich deine Hochsensibilität im Alltag bemerkbar macht. In welchen Situationen reagierst du auf deine ganz eigene Art, eben weil du hochsensibel bist? Im letzten Schritt solltest du dich darauf konzentrieren, mit den Reaktionen und Situationen besser klar zu kommen, die dir aktuell schwer fallen. Du solltest aber auch vermehrt darauf achten, was dir bereits jetzt sehr leicht fällt. Vielleicht ist deine Hochsensibilität daran Schuld. In diesem Fall lernst du sie schneller zu schätzen. Wenn nicht, hast du etwas, worauf du dich konzentrieren kannst.

Dieses Kapitel soll dir nun zwei ganz praktische Übungen zeigen, um besser mit deinem hochsensiblen Ich im Einklang zu leben. Der Fokus liegt dabei immer auf Übungen und Tätigkeiten, die sich auf deinen Körper und dein Inneres beziehen. Das liegt daran, dass es beim hochsensiblen Empfinden eben auch nur um dich und dein Inneres geht. Das bedeutet aber natürlich nicht, dass es nicht auch andere Tätigkeiten und Übungen gibt, die dir helfen können, mit der Hochsensibilität besser zurechtzukommen. Weiterhin solltest du beachten, dass die folgenden Tipps und Übungen nicht immer auf Anhieb erfolgreich sind. Manche Dinge brauchen etwas Zeit und vor allem regelmäßiges Training, bis sie den gewünschten Effekt zeigen. Aus diesem Grund ist es wichtig, dass du dir das, was dir gut gefällt, zur Gewohnheit machst und regelmäßig übst. Auch wenn dein Leben mit viel Zeitdruck und Stress verbunden ist, so solltest du dir jeden Tag fünf bis zehn Minuten Zeit nehmen, um dich auf dich selbst zu konzentrieren. Einige Übungen kannst du sogar ganz nebenbei ausführen. Sinnvoller ist es dennoch, wenn du dir extra dafür Zeit nimmst. Schalte dein Telefon aus oder lege es in einen andern Raum und verschließe die Tür. Sorge dafür, dass du wirklich nicht gestört wirst. Du solltest dich aber nicht dazu zwingen. Wenn du gerade wirklich nicht willst und nur noch mehr Stress hast, wenn du dir fünf Minuten für dich nimmst, dann lass das Training ausfallen oder verschiebe es auf einen späteren Zeitpunkt (vgl. Sand, 2016, S. 52 f.).

Meditieren

Die Meditation ist ein uraltes Mittel, um Ruhe und Ordnung in den eigenen Geist zu bringen. Der Begriff bedeutet soviel wie nachdenken. Ironischerweise tust du dabei gar nichts, denkst auch nicht nach. Und wie du sicher weißt, ist das gar nicht so einfach. Versuche doch mal für die nächsten zehn Sekunden an nichts zu denken. Das ist ein schier unmögliches Unterfangen, wenn du darin nicht geübt bist. Meditation hilft dir dabei, zu lernen, nichts zu denken. In unserer schnelllebigen Zeit ist das besonders hilfreich, denn durch unseren Kopf rasen ständig tausend Gedanken. Das müssen wir noch erledigen, hierfür bleibt kaum noch Zeit und das ist auch noch lange nicht fertig. Die Meditation lehrt dich auf lange Sicht, gelassener zu sein, dich von unnötigen Gedanken zu befreien und dadurch weniger Stress zu empfinden. Wer geübt darin ist, kann tatsächlich stundenlang meditieren. Für den Anfang solltest du mit fünf Minuten aber auch auskommen. Du kannst dir einen Timer einrichten, damit du nicht zu lange meditierst und ein Gefühl davon bekommst, wie schnell oder langsam fünf Minuten verstreichen. Setze dich bequem und aufrecht hin. Du kannst dich wahlweise auch hinlegen. Besonders beim Einschlafen kann dir die Meditation helfen. Tagsüber kommst du auch im Sitzen gut in eine entspannte Meditationshaltung. Nimm deine Körperhaltung nicht krampfhaft ein, versuche aber dennoch, beide Oberschenkel nebeneinander und parallel zum Boden zu platzieren. Deine Hüfte ist nach vorne geschoben, sodass du automatisch aufrecht sitzt. Deine Hände liegen entspannt in deinem Schoß oder auf den Oberschenkeln und dein Kopf sitzt gerade auf deinen Schultern. Lehne dich nicht an. Mit dieser Haltung bist du vielleicht nicht vertraut, nimm dir darum die Zeit, um dich mit ihr anzufreunden. Schließe die Augen. Versuche zu fühlen, wie deine Füße den Boden berühren und nimm diesen Kontakt nicht als gegeben hin. Auch

der Kontakt deines Gesäßes mit dem Stuhl solltest du dir bewusst erfühlen. Im Liegen gilt dasselbe, wobei du hier besonderen Wert auf den Kontakt deines Rückens mit der Unterlage legen solltest.
Nun beginne dir vorzustellen, dass du in dieser Position, die sich noch immer bequem anfühlen sollte, festwächst. Du hast für die nächsten paar Minuten nicht die Absicht, dich zu bewegen, sondern willst in dieser Körperhaltung ausharren. Es hilft dabei, wenn du dir vorstellst, dein Körper würde von einer unsichtbaren Kraft nach unten gezogen. Du machst dir auf diese Weise die Schwerkraft besonders deutlich bewusst und beginnst, dich schwer zu fühlen. Sobald du dich mit diesem Gefühl angefreundet hast, kannst du mit der eigentlichen Meditation beginnen. Du musst als Anfänger aber nun nicht an nichts denken. Vielmehr versuchst du, an nichts Bestimmtes zu denken. Dir werden ganz viele verschiedene Gedanken durch den Kopf rasen und jetzt, wo du nichts tust, scheinen es sogar viel mehr zu sein als sonst. Lass diese Gedanken durch dich hindurch strömen. Halte sie nicht fest, sondern nimm sie einfach nur wahr. Heute Abend musst du noch einen Kuchen für die morgige Geburtstagsfeier backen? Das ist in Ordnung. Denke nicht über das Rezept nach und überlege auch nicht, wie du das Backen zeitlich unterbringst. Lass den Gedanken daran einfach vorbeiziehen. Es hilft, wenn du dich auf deine Atmung konzentrierst. Eine Methode, die übrigens grundsätzlich als sehr beruhigend wahrgenommen wird. Achte darauf, wie du atmest, versuche aber nicht, deine Atmung zu kontrollieren. Atme ganz normal weiter und versuche wahrzunehmen, was dein Körper dabei tut. Die Luft strömt durch deine Nase in deinen Hals und schließlich in die Lunge.

Dein Brustkorb hebt sich, vielleicht auch dein Bauch. Für einen kurzen Moment passiert gar nichts und dann strömt die Luft aus deiner Lunge wieder durch deinen Hals und deine Nase oder deinen Mund nach draußen. Verfolge diesen Ablauf einige Atemzüge lang und versuche herauszufinden, wo du deinen Atem besonders stark spürst. Vielleicht ist es die Luft, die durch deine Nase strömt, vielleicht der Brustkorb, der sich bewegt. Konzentriere dich auf diese Stelle oder bleibe mit den Gedanken weiterhin beim Atmen selbst.
Du bleibst jedoch Beobachter der Situation und kontrollierst deinen Atem nicht. Alle anderen Gedanken, die dir in den Sinn kommen, lässt du vorbeiziehen. Sie sind für einen kurzen Moment überhaupt nicht wichtig. Sobald du erkennst, dass du doch einem Gedanken nachhängst, lass ihn los und kehre zurück zu deiner Atmung. Besonders zu Beginn ist es völlig normal, dass deine Gedanken abschweifen. Das ist nicht schlimm und du wirst es früher oder später selbst merken. Komme dann einfach wieder zur Atmung zurück. Mehr musst du gar nicht machen. Sobald die fünf Minuten um sind und du dich bereit fühlst, kannst du die Augen wieder öffnen, solltest jedoch noch einen Moment in deiner Sitz- oder Liegeposition ausharren. Nimm dir die Zeit und erfühle auch jetzt wieder den Kontakt zum Boden oder der Unterlage. Das ist wichtig, weil du beim Meditieren diesen Kontakt scheinbar verlierst und dich nur in deiner geistigen Welt bewegst, in welcher es außer deiner Atmung und deinen Gedanken nichts zu geben scheint. Nutze diesen kurzen Moment nach der Meditation auch, um zu erfühlen, wie es dir geht. Wie fühlst du dich nach der gedanklichen Auszeit und wie hast du dich davor gefühlt? Geht es dir besser, fühlst du

dich ruhiger? Es wird Tage geben, da scheint die Meditation überhaupt nichts zu bringen. Das ist in Ordnung. Als Anfänger brauchst du ein wenig Zeit, um dich zurechtzufinden und zu erkennen, in welchen Situationen das Meditieren gut funktioniert und in welchen überhaupt nicht. Mit der Zeit wirst du genau wissen, wann und wie du am besten meditierst. Dann wird es dir auch nicht mehr schwer fallen, Gedanken vorbeiziehen zu lassen und für längere Zeit zu meditieren. Für den Anfang reichen fünf bis zehn Minuten jedoch völlig aus.

Achtsamer leben

Der Begriff der Achtsamkeit ist mittlerweile in aller Munde. Dabei geht es darum, sich mehr auf sich selbst zu konzentrieren, sich nicht ablenken zu lassen und vor allem nur eine Sache zu erledigen. Letzteres ist der Schlüssel zum ganzen Thema. Achtsamkeit kannst du im Grunde bei allem finden, was du tust, solange es das einzige ist, was du in diesem Moment tust. Und das wiederum ist für uns heute gar nicht mehr so einfach. Wir hören Radio während wir essen, duschen oder Autofahren. Wir unterhalten uns, während wir nebenbei eine SMS schreiben, im Internet surfen oder fernsehen. Wie wäre es, wenn du dich hin und wieder auf bloß eine einzige Tätigkeit konzentrierst? Mach den Abwasch und sonst gar nichts. Lies ein Buch, ganz ohne nebenbei etwas zu naschen. Unterhalte dich und sieh nicht dauernd auf dein Smartphone. In manchen Situationen scheint das gar nicht so leicht zu sein. Und dabei ist es so, dass es Multitasking an sich ja gar nicht gibt. Immer wenn wir glauben, wir täten mehrere Dinge gleichzeitig, erledigen wir diese nacheinander. Unser Gehirn kann sich nämlich bloß auf eine Sache konzentrieren und unterbricht diese beim Multitasking regelmäßig, um sich auf etwas anderes zu konzentrieren. Was die Produktivität und die eigentliche Konzentration angeht, so ist das eine ziemliche Katastrophe. Würden wir nicht multitasken, so wären wir mit vielen Arbeiten deutlich schneller fertig, weil wir nicht ständig zurück zur Aufgabe finden müssten. Dieses Zurückfinden mag zwar nicht lange dauern und fällt uns meist noch nicht einmal auf, es strengt das Gehirn jedoch sehr an, weshalb wir uns nicht so lange konzentrieren können und dadurch erst recht immer wieder die Konzentration auf eine Sache unterbrechen, um uns mit einer anderen Sache zu beschäftigen. Am Ende sind wir erschöpfter, als wir es eigentlich sein sollten und haben für all unsere Aufgaben auch noch länger gebraucht. Mach es anders. Konzentriere dich auf eine Sache und beende diese, bevor du eine andere beginnst. Wenn dir währenddessen etwas einfällt, was du noch erledigen musst, schreib es dir auf. Nimm dafür einen Zettel und einen Stift und lass das Smartphone oder den Computer besser ausgeschaltet. Die Gefahr von dem abgelenkt zu werden, was gerade über den Bildschirm flimmert, ist viel zu hoch. Das Aufschreiben sorgt selbstverständlich dafür, dass du deinen Gedanken nicht vergisst, denn das können wir leider ausgesprochen gut. Auch eine Folge des Multitasking. Beim Aufschreiben erleichterst du dein Gehirn jedoch auch von der Pflicht, den Gedanken aufrecht zu erhalten, damit er nicht in Vergessenheit gerät. Das wiederum sorgt dafür, dass du dich besser auf deine eigentliche Tätigkeit konzentrieren kannst. Hältst du dies täglich ein, wird sich dein Gehirn jedoch mit der Zeit umstellen

und die Gedanken wieder nacheinander produzieren und dir erst am Ende einer Tätigkeit eine Erinnerung an die nächste Tätigkeit senden.
Nun ist es in unserem Alltag aber einfach nicht immer möglich, auf das Multitasking zu verzichten. Wenn auf der Arbeit der Kollege sich nach etwas erkundigt, spielt es keine Rolle, ob du dich konzentrieren möchtest. Sobald er anklopft, anruft oder einfach vor dir steht, ist deine Konzentration unterbrochen. Darum gibt es eine weitere zusätzlich Art, die Achtsamkeit zu trainieren, die du auch als einzige Achtsamkeitsübung machen kannst. Hierfür benötigst du Tätigkeiten und Beschäftigungen, die wenig Können oder Konzentration benötigen, die in Ruhe ablaufen und die dich erfüllen. Mandalas ausmalen, basteln, spazieren gehen, essen, stricken oder Yoga sind typische Tätigkeiten, bei welchen du deine Achtsamkeit, also deine Konzentration auf das Wesentliche und damit auch auf dich selbst, üben kannst. Nimm dir dafür einmal ein wenig Zeit. Dabei wirst du dir vielleicht denken, dass du diese Zeit nicht hast. Du kannst nicht spazieren gehen, hast keine Ahnung von Yoga und am Tisch sitzen und etwas ausmalen kommt gar nicht in Frage. Wann denn? Dabei ist es der Umgang mit der Zeit und dieser Aufgabe, den du dir falsch vorstellst. Du musst selbstverständlich nicht eine Stunde malen oder stricken. Fünf Minuten reichen auch. Und die hast auch du. Lass dafür etwas anderes weg. Überprüfe nicht ständig, ob du neue E-Mails erhalten hast. Gewöhne dir an, nach dem Essen fünf Minuten für dich zu nutzen. Steige eine Station zu früh aus der Straßenbahn aus und gehe das letzte Stück des Weges zu Fuß. Das macht zeitlich kaum einen Unterschied. Parke dein Auto nicht im

firmeneigenen Parkhaus, sondern stelle es eine Straße weiter ab. Gehe die letzten hundert Meter zu Fuß. Schon hast du deinen Spaziergang.
Es ist wirklich ganz einfach, jeden Tag einen Moment der Achtsamkeit in den Alltag zu integrieren. Am sinnvollsten ist es, wenn du dich immer nur auf eine Sache konzentrierst. So bleibt dir am Ende des Tages mehr Zeit für dich selbst, die du beispielsweise mit ein wenig Meditieren oder einer gezielten Übung zur Achtsamkeit füllen kannst (vgl. Schirrmacher, 2016, S. 59 f.). Vielleicht verschaffst du dir so aber auch die Möglichkeit, ein neues Hobby auszuüben oder früher ins Bett zu gehen. Sobald du in der Achtsamkeit soweit geübt bist, dass du dich auf das Wesentliche konzentrierst, bist du bereit für den nächsten Schritt. Hierbei achtest du dann auf dich selbst, nimmst dich wahr und beobachtest, wie du dich verhältst und fühlst, ohne dies zu bewerten. Du akzeptierst wer du bist und was du tust. Zunächst musst du jedoch lernen, dass Multitasking dich nicht voran bringt.

Offen sein

Wenn du nicht zu den spirituellen Menschen gehörst und diesem Thema auch eher skeptisch gegenüber stehst, werden dir die vergangen Übungen wohl eher befremdlich vorkommen. Das ist in Ordnung. Versuche dich nicht dazu zu zwingen, denn dann funktionieren diese Übungen nicht. Es ist wichtig, dass du unvoreingenommen und offen an die Dinge herangehst (vgl. Schirrmacher, 2016, S. 70 f.). Heute mag dies nicht der Fall sein, vielleicht möchtest du aber morgen einen Versuch wagen. Bis hierhin warst du unter

Umständen der Ansicht, alles ist völlig normal, so wie es eben ist. Du bist derjenige, der nicht normal ist. Dass Normalität durch Masse definiert ist, hast du dir noch nie wirklich vor Augen geführt. Wir benennen die Dinge als normal, die uns am häufigsten begegnen. Mit dem Auto zu fahren ist für uns völlig normal. Noch vor 100 Jahren war es das überhaupt nicht. Ebenso wie es heute in der westlichen Welt gar kein Problem für Frauen darstellt, Hosen zu tragen, kurze Haare zu haben oder wählen zu dürfen. Für dich mag es völlig verrückt klingen, jeden Tag zwei Stunden Klavier zu üben, für andere ist es Alltag. Was normal ist und was nicht, das definieren wir selbst. Bist du der Meinung, zu meditieren und achtsam zu sein sei nicht normal, so ist dies nicht notgedrungen die Wahrheit, sondern einfach deine Auffassung. Das macht nichts, denn Ansichten können sich ändern. Bleib offen für Neues, dann wirst auch du vielleicht eines Tages mit der Meditation beginnen und erkennen, dass sie dir völlig neue Möglichkeiten bietet. Und plötzlich wird für dich normal, was bis vor einiger Zeit noch absolut irre war.

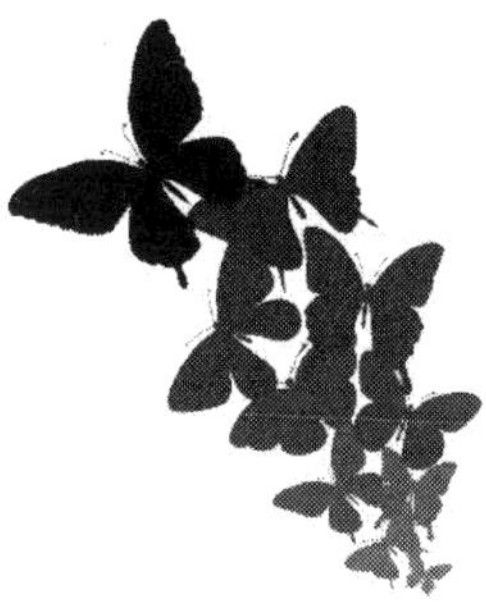

BONUS: Leitfaden für hochsensible Frauen

Was, ich bin hochsensibel? – die ersten Schritte nach dem Erkennen der eigenen Hochsensibilität

Die Hochsensibilität offenbart sich einem Selbst im Allgemeinen in mehreren Schritten. Es kommt gar nicht so selten vor, dass dieser Begriff irgendwo aufgeschnappt wird. Man beschäftigt sich eingehender mit dem Thema und erlebt sowohl Aha-Erlebnisse als auch Gefühle des Zweifels, ob das tatsächlich so auf einen selbst zutrifft. Gibt es wirklich die Veranlagung zur Hochsensibilität oder ist das doch alles nur Einbildung? Auf diese Weise entstehen die unterschiedlichen Phasen, die im Prozess des Erkennens der eigenen Hochsensibilität durchlaufen werden. Es braucht Zeit, das für sich selbst einzusehen und anzunehmen und diese Erkenntnis vollzieht sich in verschiedenen Etappen. Die wichtigsten Schritte möchte ich dir hier gerne vorstellen.

Schritt eins ist die Erkenntnis der Hochsensibilität. Hier kann es im Allgemeinen zu verschiedenen Reaktionen kommen. So ist es beispielsweise möglich, dass du denkst, dass es völlig in Ordnung ist, hochsensibel zu sein und dass diese Veranlagung dein alltägliches Leben gar nicht beeinflusst. Demnach gibt es für dich gar keinen Handlungsbedarf. Ebenso kann es jedoch vorkommen, dass es dir überhaupt nicht zusagt, hochsensibel zu sein (vgl. Kirschner-Brouns u.a., 2018, S. 15). Die Hochsensibilität ist demnach etwas, das du am liebsten ganz schnell wieder vergessen möchtest. Hier kann ich dir den Tipp geben, aufmerksam in dich hineinzuhören und den optimalen Zeitpunkt für dich selbst herauszufinden, um dich eingehender mit diesem Thema auseinanderzusetzen. Es kann aber auch durchaus sein, dass dich deine Hochsensibilität auch freut. Die Erkenntnis um diese besondere Veranlagung kann dir durchaus eine große Erleichterung mit sich bringen, denn so weißt du nun genau, wie du bist. Du siehst die gewonnene Erkenntnis als Bereicherung und kannst die Veränderungen in deinem Alltag gelassener angehen.

Der zweite Schritt ist der Zweifel beziehungsweise die Annahme der Hochsensibilität. Mach dir bitte keine Sorgen, es ist ganz normal, dass Zweifel oder Bedenken aufkommen können: Vielleicht fragst du dich, ob das wirklich stimmen kann, dass du hochsensibel bist oder ob die Hochsensibilität überhaupt ausreichend wissenschaftlich belegt ist. Möglicherweise kommen auch Ängste auf, dass die Hochsensibilität vielleicht doch eine Erkrankung sein könnte, eine ADHS-Sonderform oder dergleichen (vgl. Kirschner-Brouns u.a., 2018, S. 16). In dieser Phase ist es ganz wichtig, dass du diesen Bedenken, Zweifeln und Ängsten ausreichend Raum gibst. Setze dich ruhig mit all den offenen Fragestellungen auseinander, denn nur auf diese Weise wirst du tatsächlich deine Hochsensibilität bejahen können. Die Erkenntnis, hochsensibel zu sein, ist für die meisten Frauen der größte Schritt (vgl. Kirschner-Brouns u.a., 2018, S. 17). Für sehr viele hochsensible Menschen ist die Annahme dieser Veranlagung eine besondere Herausforderung, weil sie sich häufig selbst sehr negativ gesehen haben. Und all die negativen Eigenschaften und Verhaltensweisen sollen plötzlich positiv sein? Das tatsächlich an sich heranzulassen, ist eine Aufgabe, die Zeit braucht, um gemeistert zu werden. Versuche alte Bilder und emotionale Verhaltensmuster von dir einfach loszulassen. Versuche deine alten Glaubenssätze durch ein neues Mindset zu ersetzen: Anstatt „Du bist so schüchtern" könntest du dir immer wieder sagen: „Es ist völlig in Ordnung, wenn ich meine Zeit brauche". Sag dir diese Glaubenssätze jeden Morgen und jeden Abend.

Nach dieser Phase der Bedenken und Zweifel folgt nun **der dritte Schritt**, nämlich das eigene Leben neu zu betrachten. Hier setzt du dich emotional-geistig mit der neu gewonnenen Erkenntnis um deine Hochsensibilität auseinander. Das wirft viele Fragestellungen auf, sowohl was die Vergangenheit als auch die Zukunft betrifft. Betrachte dein aktuelles Leben ganz aufmerksam: Gibt es möglicherweise gegenwärtige Umstände, die deiner Hochsensibilität im Wege stehen? Erschwert dir dein momentanes Umfeld, also Freunde, Kollegen, Vorgesetzte oder Familienmitglieder deine Hochsensibilität in ausreichendem Maße auszuleben? Versuche jeden noch so kleinen Winkel deines Alltags zu beleuchten und bringe deine Erkenntnisse auch gerne zu Papier. Notiere deine Vorlieben, deine Abneigungen, mögliche Stressfaktoren, Gewohnheiten aber auch Wünsche

und Glücksmomente. Eine sogenannte Positiv-Negativ-Liste kann dir dabei helfen, deine hochsensiblen Bedürfnisse zu erkennen. Schreibe in die Positiv-Spalte alles, was dir persönlich guttut, so beispielsweise: Was entlastet dich? Was hilft dir, neue Kraft zu schöpfen? Wie kannst du deine Bedürfnisse positiv zur Sprache bringen. Notiere in der Negativ-Spalte alles, was dich belastet und quält: Was raubt dir täglich viel Energie und Kraft? Was schränkt den Raum für das Ausleben deiner Hochsensibilität ein? Die Antworten auf all diese Fragestellungen werden dich immer näher zu dir selbst bringen (vgl. Kirschner-Brouns u.a., 2018, S. 19). Denn das große Ziel ist, dass du deine Hochsensibilität frei leben kannst und dich nicht weiter verstellen musst.
Der **vierte Schritt** nach der Erkenntnis deiner Hochsensibilität ist der konkrete Umgang im Alltag. Indem du dir deine persönlichen Belastungen und Bedürfnisse konkret vor Augen geführt hast, weißt du genau, wo du etwas ändern musst, um deine Hochsensibilität leben zu können. Versuche diese entsprechenden Veränderungen aktiv in dein Leben zu integrieren und das auch immer wieder nach außen hin zu kommunizieren (vgl. Kirschner-Brouns u.a., 2018, S. 21). Betrachte beispielsweise die Familie: Wird deine Hochsensibilität ausreichend respektiert und verstanden? Hast du genug Rückzugsorte? Wen erlebst du in deiner Familie als eher rücksichtslos, wenn es um deine Hochsensibilität geht? Hier möchte ich dir raten, das offene Gespräch mit deinen Familienmitgliedern zu suchen. Versuche ihnen genau zu erklären, dass du hochsensibel bist und wie sich das genau äußert: So kann es beispielsweise sein, dass du besonders

geräuschempfindlich bist oder einfach deine festen Rückzugszeiten brauchst. Auch der Beruf ist ein wichtiger Aspekt, der ausreichend bedacht werden muss. Sehr viele hochsensible Menschen fühlen sich im Rahmen ihrer beruflichen Verhältnisse gar nicht wohl. Diese sind sogar häufig ein Grund für Unzufriedenheit und werden somit als massive Belastung empfunden. Daher solltest du dir auch hierzu einige Fragen durch den Kopf gehen lassen: Übst du tatsächlich den Beruf aus, der zu deiner Hochsensibilität passt? Sind das Arbeitsumfeld, die Aufgaben oder die strukturellen Gegebenheiten eher kontraproduktiv für dich? Eine wichtige Rolle im Rahmen der Alltagsgestaltung spielt auch die Gesundheit. Hochsensible Menschen brauchen deutlich mehr Zeit, um Sinneseindrücke zu verarbeiten. Ein angepasstes Zeitmanagement, das die Gesundheit fördert, ist von großer Bedeutung. Versuche dir auch im Alltag aktive Pausen zu gönnen. Geh bewusst aus stressigen Situationen heraus und schnappe lieber ein paar tiefe Atemzüge frische Luft. Leidest du möglicherweise unter wiederkehrenden Beschwerden? Versuche für dich herauszufinden, ob deine Hochsensibilität eine Ursache dafür sein könnte. Schlafstörungen, Allergien, Blasenentzündungen, Magen-Darm-Probleme oder Menstruationsbeschwerden können nämlich häufig darauf zurückzuführen sein (vgl. Kirschner-Brouns u.a., 2018, S. 22).

Der **fünfte Schritt** ist nun das „Sichtbar werden". Du hast nun für dich erkannt, dass du hochsensibel bist und hast eine Bestandsaufnahme der eigenen Bedürfnisse und Emotionen durchgeführt. Die Erkenntnis um deine besondere Veranlagung bringt nun viel Licht in dein alltägliches Leben. Überlege dir, welchen Menschen du von der Hochsensibilität erzählen möchtest? Wer genießt ganz besonders dein Vertrauen? Bedenke, dass vor allem Menschen, die sich noch nie zuvor mit diesem Thema auseinandergesetzt haben, ablehnend reagieren könnten. Sei nicht enttäuscht, sondern gib ihnen vielmehr die notwendige Zeit, um deine Hochsensibilität anzunehmen. Ganz besonders wichtig ist auch dein achtsamer Umgang mit dir selbst. Sei besonders am Arbeitsplatz vorsichtig, wenn du von deiner Hochsensibilität erzählen möchtest. Nicht jeder hat einen wirklichen Zugang zu dieser Veranlagung, sodass es in nicht wenigen Fällen zu Isolation oder gar Mobbing kommen kann (vgl. Kirschner-Brouns u.a., 2018, S. 25). Suboptimale Bedingungen führen jedoch dazu, dass du als hochsensibler Mensch nicht nur körperlich, sondern auch seelisch eingehst. Die Folge können stressbedingte Kopfschmerzen, Magen-Darm-Störungen oder gar Burnout sein.

Der **letzte Schritt** nach der Erkenntnis deiner Hochsensibilität ist die Information. Informiere dich umfassend über deine Veranlagung, denn das gibt dir Sicherheit. Du kannst dich im Internet informieren, auch Bücher wie dieses hier lesen oder eine Selbsthilfegruppe aufsuchen. In vielen großen Städten gibt es solche Gruppen, wo du mit anderen hochsensiblen Menschen in einen offenen Austausch kommen kannst. Du wirst feststellen, dass du mit deinen Gefühlen, Wahrnehmungen und Erfahrungen keinesfalls allein bist. Selbstverständlich kannst du auch einen persönlichen Therapeuten oder einen Coach in Anspruch nehmen (vgl. Kirschner-Brouns u.a., 2018, S. 25). Er wird dir bei der Klärung der offenen Fragestellungen helfen und dich bei deinem

Prozess, deine Hochsensibilität anzunehmen, unterstützen.

So kannst du dich als Hochsensible schützen

Als hochsensible Frau ist es besonders wichtig, dass du um dich selbst einen Schutzkreis ziehst. Dieser imaginäre Kreis zieht eine Linie zwischen dem Innen und dem Außen und ist für dich auf deinem Weg zu mehr innerer Kraft unverzichtbar wichtig. Dieser individuelle Schutzkreis soll dir Sicherheit und Standhaftigkeit vermitteln. Solltest Du mal besonders viel Raum für dich brauchen, ziehe diesen Kreis einfach enger. Definiere für dich selbst deine Wünsche und Bedürfnisse und gönne dir somit dein ganz persönliches Schutzritual.

Hier möchte ich dir nun einige Tipps geben, wie du dich als hochsensible Frau schützen kannst:

- **Schaffe dir deinen ganz persönlichen Ort in den eigenen vier Wänden.**

Dieses „Nest“ der Geborgenheit, der Wärme, des Rückzugs und der Sicherheit ist für dich als hochsensible Frau besonders wichtig, denn das ist ein kleiner Platz, der nur dir allein gehört. Vor allem hochsensible Mütter sind dringend auf einen solchen Ort angewiesen. Finde diesen Platz für dich und richte ihn nach deinen Vorstellungen ein, vielleicht mit hübschen Dekorationselementen, kuscheligen Decken oder besonderen Stoffen. Ganz egal, wie oder wo du lebst, vergiss nicht, dass es möglich ist, einen solchen Ort für dich selbst zu erschaffen.

- **Versuche die Reizüberflutung zu erkennen.**

Reizüberflutungen können praktisch an jeder Ecke lauern. Versuche dir hier eine Liste zu erstellen und all das aufzuschreiben, was deine Kreativität und deine Konzentration stört. Macht es dich beispielsweise wahnsinnig, wenn dein Partner morgens das Radio oder den Fernseher einschaltet? Dann suche mit ihm das offene Gespräch und bitte ihn, es leiser zu stellen. Versuche eine halbe Stunde früher aufzubrechen, um überfüllte Straßen oder U-Bahnen zu vermeiden. Reduziere die permanente Erreichbarkeit und die tägliche Informationsflut: Zieh dich bewusst auch im Alltag zurück und schalte ganz ohne schlechtes Gewissen dein Smartphone aus.

- **Plane deinen individuellen Umgang mit der Zeit.**

Keine Frage, wir leben heutzutage in einer wirklich hektischen Gesellschaft. Doch vergiss nicht, dass du selbst deines Glückes Schmied bist. Wenn du dich nur anstrengst, wirst du früher oder später richtig überlastet sein. Du musst nicht alles unter einen Hut bringen: Partnerschaft, Treffen mit Freunden, soziales Engagement oder ehrenamtliche Tätigkeiten. Vergiss nicht, dass der Mensch auch dringend Ruhepausen braucht, um neue Kräfte zu schöpfen. Als hochsensible Frau benötigst du auch mehr Schlaf.

- **Versuche, deinen Hang zur Perfektion zu vermeiden.**

Hängt das Bild an der Wand leicht schief oder hast du deinen Arbeitsbericht bereits zum dritten Mal überarbeitet? Passt der Pullover des Partners nicht zur Hose und hat das Kleid der Tochter Schokoladenflecken? Für normalsensible

Menschen mag sich das nach reinster Perfektion anhören. Für dich als hochsensible Frau ist die absolute Normalität. Der Hang zur Perfektion entspricht deiner Veranlagung zur Hochsensibilität, doch versuche die Dinge ein wenig lockerer zu sehen.

- **Forsche nach deiner wahren Bestimmung.** Hochsensible Frauen besitzen häufig sehr viele Talente und Interessen. Das klingt auf der einen Seite großartig, kann aber auf der anderen Seite eine echte Belastung sein. Höre in einer ruhigen Minute tief in dich hinein und versuche deine wahre Bestimmung zu entdecken: Hast du den Eindruck, falsch zu leben? Erfüllt dich dein Beruf tatsächlich? Übst du gewisse Tätigkeiten tatsächlich aus Eigeninteresse aus oder weil es dein Umfeld vielleicht so wollte? Schenken deinen Tätigkeiten, aber auch deinen Bedürfnissen ausreichend Aufmerksamkeit und finde so, immer mehr zu dir selbst.

Übungen für hochsensible Frauen

Fantasiereisen:

Eine Fantasiereise kann dir gezielt dabei helfen, dich von den belastenden oder stressigen Alltagsgedanken zu lösen und in eine aktive Entspannung zu finden. Wähle dir hierfür am besten einen Wohlfühlort in deiner Fantasie aus. Diese Fantasiereisen sind eine ausgezeichnete Möglichkeit, um dich mental auf neue Situationen einzustellen oder mit etwas aktuellem fertig zu werden. Es geht hier vor allem darum, ein negatives Gedankenkarussell aufzuhalten und einen Ausweg aus der Reizüberflutung zu finden. Eine solche

Fantasiereise kannst auch nur wenige Minuten oder auch länger dauern.

Selbstlob:

Du bist als hochsensible Frau täglich neuen Herausforderungen und Anforderungen ausgesetzt, ganz gleich ob im Beruf oder im privaten Umfeld. Übermäßiger Stress und widrige Umstände können bei dir als hochsensible Frau jedoch das Selbstwertgefühl beeinträchtigen und zu Selbstzweifeln führen. Warte daher nicht auf das Lob deiner Außenwelt, sondern versuche dich selbst zu loben, wenn dir etwas besonders gut gelungen ist. Diese Form der Selbstbestätigung gibt dir innerlich neue Energie und Kraft. Lass es ruhig zur Gewohnheit werden, täglich die Punkte aufzuschreiben, die du nach deiner Zufriedenheit erledigt hast.

Diese Übung wird auch als Schulterklopfen bezeichnet: Sie ist eine sehr wirkungsvolle Methode, um Glückshormone freizusetzen. Es ist wohltuend und stärkt dich in deinem Alltag.

Atemübungen:

Gezielte Atemtechniken können viel Ruhe und Ausgleich in deinen Alltag bringen. Atme langsam und bewusst ein, denn das stärkt dein vegetatives Nervensystem und bringt Lunge, Hirn und Herz wieder in Balance.

Es ist wichtig, eine bewusste Atemtechnik zu erlernen, denn das kann dir helfen, dich zu beruhigen oder bestimmte Ängste zu lösen. Gleichzeitig fördern Atemübungen ein gutes Einschlafen und schenken dir somit mehr Ausgeglichenheit im stressigen Alltag.

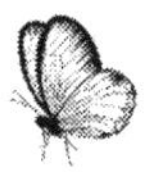

Homöopathie für Hochsensible

Homöopathie ist eine sehr sanfte Methode, um allerlei Beschwerden zu lindern und für dich als hochsensible Frau besonders gut geeignet. Der deutsche Arzt Samuel Hahnemann hat die Homöopathie im 18. Jahrhundert entwickelt. Sein Grundsatz war: „Ähnliches wird durch Ähnliches geheilt" (vgl. Kirschner-Brouns u.a., 2018, S. 40).
Als hochsensibler Mensch reagierst du deutlich empfindsamer auf normale Arzneipräparate. Daher sind sanfte Mittel oder eine niedrigere Dosierung herkömmlicher Mittel besonders wichtig. Homöopathische Mittel, Aromatherapie, Phytotherapie oder Bachblüten können dir eine sanfte Linderung verschaffen. Ein wertvolles homöopathisches Mittel ist beispielsweise Silicea D12: Dieses hilft dir besonders dann, wenn du schüchtern oder zerbrechlich bist. Auch wenn du als hochsensible Frau unter einem mangelnden Selbstwertgefühl leidest, kann dir dieses homöopathische Mittel zu mehr innerer Kraft und Durchsetzungsvermögen verhelfen. Die Bachblüten-Therapie ist eine ganzheitliche Persönlichkeitstherapie, die der englische Arzt Dr. Edward Bach entwickelt hat. Er hat 38 Blüten entdeckt, die eine ganz spezifische Wirkung haben. Zusätzlich dazu gibt es die sogenannten „Rescue Tropfen", die Notfalltropfen aus fünf besonderen Blütenessenzen. Die Bachblüten können dich dabei unterstützen, die positiven Aspekte deiner Hochsensibilität nach außen zu zeigen. Viele Bachblüten können bei Konzentrationsstörungen zum Einsatz kommen, aber auch zur Linderung von Ungeduld, Angst- oder Erschöpfungszuständen.

Eine grundlegend wichtige Bachblüte ist zum Beispiel Aspen: Ihre Stärke besteht darin, dich dabei zu unterstützen, mehr auf das Wesentliche zu fokussieren. Gleichzeitig hilft dir diese Bachblüte feinfühliger zu werden und deine außergewöhnlichen Wahrnehmungen realistisch einzuschätzen. Aspen hilft dir zudem dabei, mögliche Angstzustände zu überwinden. Eine weitere wichtige Bachblüte ist Cerato: Sie hilft dir, wenn du deiner eigenen Intuition nicht traust oder zu viel auf die Meinung anderer Menschen gibst. Als hochsensible Frau kannst du auch von der Bachblüte Mimulus: Diese Blüte unterstützt dich täglich neu dabei, dem Alltag und seinen Herausforderungen gelassen und mutig zu begegnen. Wenn du ein sehr ehrgeiziger Mensch bist, der von sich selbst eine hohe Leistung fordert, kann das ein Gefühl der steigenden Verantwortung in dir wachsen lassen. Auf Dauer kann dich das sehr belasten und zwar nicht nur körperlich, sondern auch seelisch. Nicht selten kommt es hier zu einem Verlust des Selbstvertrauens und der Erschöpfung. Die Bachblüte Elm kann dir hier die notwendige Erholung verschaffen. Auch bei Schlafstörungen kannst du ganz wesentlich von der Wirkung der Blüte Elm profitieren (vgl. Kirschner-Brouns u.a., 2018, S. 55 f.). Das Eisenkraut wird zu den ätherischen Ölen gezählt, die für dich als hochsensible Frau ebenfalls von großer Bedeutung sind. Eisenkraut stärkt dein Selbstwertgefühl und wirkt reinigend. Mische hierfür zum Beispiel zwei Tropfen des Eisenkrautöls in zehn Milliliter Mandelöl und massiere diese Mischung an deine Schläfen oder an deinen Herzbereich.

Auch die Phytotherapie ist eine wichtige Quelle für hochsensible Menschen. Viele Mittel aus der

Pflanzenheilkunde können sowohl zur sanften Behandlung als auch zur Vorbeugung bestimmter Erkrankungen zum Einsatz kommen. Wurzeln, Blätter oder Blüten werden seit Jahrtausenden in der Naturheilmedizin erfolgreich eingesetzt und können auch im Rahmen der Hochsensibilität sehr gute Wirkungen zeigen (vgl. Kirschner-Brouns u.a., 2018, S. 45 f.). Sehr viele hochsensible Frauen haben beispielsweisen einen verstärkten Geruchssinn. Das kann zum einen eine Gabe sein, aber zum anderen auch zur Belastung werden, falls du geruchsüberempfindlich bist. Diese betrifft vor allem emotional besetzte Gerüche. Viele Düfte wie zum Beispiel intensive Raumparfüms oder Aromen in Nahrungsmitteln können bei hochsensiblen Menschen regelrecht Beschwerden wie zum Beispiel Kopfschmerzen oder Schwindel hervorrufen. Wenn auch du davon betroffen bist, können dir homöopathische Mittel unter Umständen sehr gut weiterhelfen. Auch bei Halsbeschwerden, Magen-Darm-Problemen oder Herz-Kreislauf-Beschwerden kannst du diese einsetzen.

Schluss

Erst einmal möchte ich mich herzlich bei dir bedanken dafür, dass du mein Buch gelesen hast. Es ist großartig, wenn Du erkannt hast, dass Du hochsensibel bist oder wenn du einen hochsensiblen Menschen in deinem nahen Umfeld hast. Es kann durchaus sein, dass du jetzt tief berührt bist, was diese Erkenntnis für dich selbst und für deine Alltagsgestaltung bedeutet. Bestimmte Verhaltensweisen wie zum Beispiel dein Rückzugsbedürfnis oder deine Fähigkeit, Stimmungen deiner Mitmenschen zu fühlen, erhalten nun eine ganz neue Bedeutung. Möglicherweise ist es dir auch gelungen, bestimmte seelische oder körperliche Beschwerden deiner Hochsensibilität zuzuordnen. Das Wissen um die eigene Hochsensibilität bedeutet oftmals den Startpunkt einer Reise zu dir selbst und deinem eigenen Inneren, die große Veränderungen mit sich bringt: Bedeutende Veränderungen in der Partnerschaft, im häuslichen oder im beruflichen Bereich sind keine Seltenheit. Ich hoffe, dass dir dieses Buch eine wertvolle Unterstützung bei deinem persönlichen Weg sein konnte. Bedenke, dass es eine gewisse Zeit in Anspruch nimmt, die eigene Hochsensibilität anzunehmen beziehungsweise konkret zu erlernen, damit im Alltag umzugehen. Das Allerwichtigste bei der Entdeckung dieser besonderen Eigenschaft ist jedoch, immer genauer zu erkennen und zu erspüren, wer du selbst wirklich bist, was dir guttut und was dein persönliches Wohlbefinden steigert.

Dieses Buch richtet sich jedoch nicht nur an hochsensible Menschen, sondern auch gezielt an alle Normalsensiblen. Ich bin mir sicher, dass du in deinem beruflichen oder privaten Umfeld mindestens eine hochsensible Person hast. Ich hoffe sehr, dass dieses Buch dir dabei hilft, dir darüber im Klaren zu werden, was es genau bedeutet, hochsensibel zu sein. Lerne, genau

hinzuhören und entwickle entsprechend deiner Möglichkeiten achtsame Verhaltens-, Wahrnehmungs- und Erlebensformen. Die Tipps, Übungen und Strategien, die ich in diesem Buch beschrieben habe, sollen sowohl Normalsensible als auch Hochsensible bereichern. Es ist wichtig, dass sich hochsensible und normalsensible Personen gegenseitig bereichern und auf diese Weise zu einer vertieften Toleranz finden.
Ich wünsche dir dabei viel Freude und viel Erfolg!

Deine Barbara Jäger

Über die Autorin

Die aufstrebende Autorin "Barbara Jäger" schreibt regelmäßig Bücher im Bereich Psychologie & Selbsthilfe für den Verlag Great Books 4YOU.
Sie studiert Psychologie und hält Seminare im Bereich Persönlichkeitsentwicklung und Kommunikation. Seit über 20 Jahren beschäftigt sie sich außerdem mit den Themen „Kindererziehung und Pädagogik“. Barbara weiß genau, wie man sich als sensitive Person fühlt, denn sie ist selbst ein hochsensibler Mensch. Genau deshalb ist es ihr Wunsch, anderen Hochsensiblen zu helfen, ihre Begabung zu entdecken und sie für sich zu nutzen.
„Das Leben stellt dir als hochsensible Person ganz besondere Hürden, die du aber mit Leichtigkeit

meistern kannst – wenn du nur weißt, wie. Auch ich hatte als sensible Person oft mit mir selbst und meinem Umfeld zu kämpfen, sei es in der Partnerschaft oder der Arbeit. Ich fragte mich ständig, was nur falsch mit mir sei und warum ich nicht einfach „normal" funktionieren könne. Doch dann widmete ich mich intensiv der Psychologie und fand schließlich heraus, dass ich hochsensibel bin. Auch du kannst ganz einfach lernen, dich selbst und deine Begabung zu akzeptieren und in allen Bereichen des Lebens von ihr zu profitieren."

Barbara unternimmt in ihrer freien Zeit am liebsten etwas mit ihrer Familie. Sie liebt es zu kochen, wandern zu gehen in den Bergen und ist außerdem eine sehr musikalische Frau.

Begeben Sie sich jetzt auf die spannende Reise in Ihr Innerstes und lassen Sie sich von der Autorin Barbara Jäger mitnehmen an einen Ort, an dem Sie sich selbst neu begegnen und entdecken werden.

„Musik ist eine Freude für alle fünf Sinne, sie bereitet dem Menschen sowohl große Freuden als auch Tränen, da sie die tiefste Ebene der Seele berührt. Musik ist für mich wie eine blühende Blumenwiese, die mich immer wieder zurück führt zur Leichtigkeit des Seins", beschreibt die hochsensible Autorin und Synästhetikerin.

Barbara wünscht Ihnen viel Freude beim Lesen und viel Glück auf all Ihren Lebenswegen.

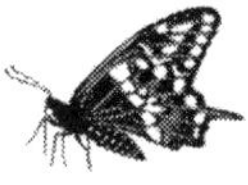

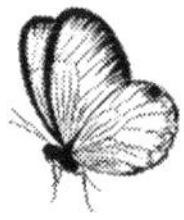

Ich freue mich auf dein Feedback

Für mich ist es sehr wichtig, Feedback zu meinem Buch zu bekommen. Wenn du Anregungen oder Verbesserungsvorschläge hast, so schreibe mir doch bitte eine Mail an: greatebooks.4u@gmail.com, bevor du eine schlechte Bewertung abgibst. Ich freue mich sehr über konstruktive Kritik. Da es mich viel Zeit und Energie gekostet hat, dieses Buch zu erstellen, wäre ich dir sehr dankbar, wenn du mir anstelle einer schlechten Bewertung deine Verbesserungsvorschläge persönlich zukommen lässt. Denn dann hätte ich eine Chance, deine Kritik anzunehmen und mein Buch zu verbessern.

Über eine kurze Rückmeldung in Form einer Rezension auf Amazon würde ich mich ebenfalls sehr freuen. Diese kannst du wie folgt erstellen: Besuche auf Amazon.de die Produktseite des Artikels, für den du eine Rezension erstellen möchtest. Klicke unter Kundenrezensionen auf „Kundenrezension verfassen“. Bewerte den Artikel und verfasse deine Rezension. Alternativ kannst du diesen Link benutzen, der dich direkt auf die Seite leitet, auf der bestellte Produkte zu bewerten sind. Der Link ist verschlüsselt und sicher:
https://all-about-amz.com/Bewertung

Über den Verlag Great Books 4YOU

Wir möchten uns im Namen des gesamten Great Books 4YOU-Teams persönlich bei Ihnen bedanken für Ihr Interesse an einem unserer Bücher.
Unsere Autoren, engagierte und fachkundige Schriftsteller, verfolgen das Ziel, Ihnen interessante und nützliche Ratgeber zur Verfügung zu stellen. Die Autoren sind alle auf ein bestimmtes Gebiet spezialisiert, um ihr Fachwissen weiter zu geben, damit auch andere Menschen von ihrem Know-how profitieren! Bei unseren Büchern achten wir stets auf eine hohe Qualität sowie einen angenehmen Lesefluss.
Unser Ziel ist erreicht, wenn Ihnen unsere Bücher persönlich wie auch beruflich weiterhelfen und Sie Spaß beim Lesen haben!

Wenn Sie mehr über uns erfahren möchten oder keinesfalls unsere Gratis-Downloads in Form von Pdf- oder Audio-Dateien verpassen möchten, besuchen Sie uns doch einfach!
https://great-books4you.com

Wir halten Sie auf unserer Webseite auf dem Laufenden über die neuesten Storys der Autoren,

Bestseller sowie Geschenke unserer Schriftsteller an ihre Leser/innen & alle Interessierten.
Wir wünschen Ihnen viel Freude beim Lesen.
Alles Gute für Sie und vielleicht bis bald,

Ihr Great Books 4You-Team

Haftungsausschluss

Die Umsetzung aller enthaltenen Informationen, Anleitungen und Strategien dieses Buchs erfolgt auf eigenes Risiko. Für etwaige Schäden jeglicher Art kann der Autor aus keinem Rechtsgrund eine Haftung übernehmen. Für Schäden materieller oder ideeller Art, die durch die Nutzung oder Nichtnutzung der Informationen bzw. durch die Nutzung fehlerhafter und/oder unvollständiger Informationen verursacht wurden, sind Haftungsansprüche gegen den Autor grundsätzlich ausgeschlossen. Ausgeschlossen sind daher auch jegliche Rechts- und Schadensersatzansprüche. Dieses Werk wurde mit größter Sorgfalt nach bestem Wissen und Gewissen erarbeitet und niedergeschrieben. Für die Aktualität, Vollständigkeit und Qualität der Informationen übernimmt der Autor jedoch keinerlei Gewähr. Auch können Druckfehler und Falschinformationen nicht vollständig ausgeschlossen werden.
Für fehlerhafte Angaben vom Autor kann keine juristische Verantwortung sowie Haftung in irgendeiner Form übernommen werden.

Urheberrecht

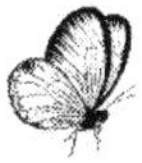

Quellenverzeichnis

Böttcher, J. (Hrsg); Görlitz, S.; Rex-Najuch, M.; Schneider, C.; Seitz B.; (2018). FachBuch Hochsensibilität. Worauf es in der Begleitung Hochsensibler ankommt. 1. Auflage. Fischer & Gann Munderfing.

Göckel, R.; (2011). Was Hochsensible glücklich macht. Leben mit einer seelischen Begabung. Verlag Herder GmbH Freiburg im Breisgau.

Hensel, U.; (2018). Hochsensibilität verstehen und wertschätzen. 2., überarbeitete Auflage. Junfermann Verlag Paderborn.

Kirschner-Brouns, S. (Dr. med); Roemer C.; (2018). Hochsensibel. Leichter durch den Alltag ohne Reizüberflutung. Soforthilfe aus der Natur. 2. Auflage. GRÄFE UND UNZER Verlag München.

Sand I.; (2016). Die Kraft des Fühlens. Hochsensibilität erkennen und positiv gestalten. Deutsche Ausgabe. C.H.Beck oHG München.

Schirrmacher, T.; (Hrsg.). (2016). Hochsensibilität. Empfindsamkeit leben und verstehen. 7. Auflage. SCM Hänssler Verlag GmbH & Co. KG Holzgerlingen.

S. Vita, M.; (2017). Hochsensibilität bei Kindern. Verstehen, begleiten, fördern. Brendow & Sohn Verlag GmbH, Moers.

Impressum

Barbara Jäger

https://great-books4you.com

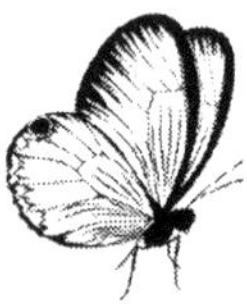

1. Auflage 2018

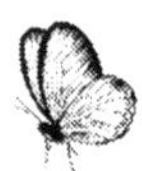

Kontakt:
"Great-Ebooks4U"
c/o Bianca Kronsteiner
impressumservice.net
Robert-Preußler-Straße 13 / TOP 1
5020 Salzburg
AT – Österreich
greatebooks.4u@gmail.com

Cover: Peter B., Fotos: www.depositphotos.com

Printed in Poland
by Amazon Fulfillment
Poland Sp. z o.o., Wrocław

60618061R00092